¡MAMÁ, ME PICA!

Título: *¡Mamá, me pica!*

© 2014 Núria Canturri
© Pere Trilla, por la traducción
© Wylma Blein, por las ilustraciones

© 9 Grup Editorial
Lectio Ediciones
C. Muntaner, 200, ático 8.ª
08036 Barcelona
T. 93 363 08 23
www.lectio.es
lectio@lectio.es

Primera edición: septiembre de 2014
ISBN: 978-84-16012-23-7
DL T 996-2014
Impreso en Romanyà Valls, S.A.

Núria Canturri

¡MAMÁ, ME PICA!

Manual de supervivencia
para padres novatos
en alergias e intolerancias
a los alimentos

Cuadrilátero
de libros

Para Pau, el más valiente de esta historia

Índice

Prólogo   9

Presentación   13

1. Cuando el paraíso desaparece   17

2. La ruta de las alergias   21

3. Confusiones entre alergia e intolerancia   27

4. Los mil y un pinchazos   31

5. ¡Mamá, me pica!   37

6. Becarios en alergología   41

7. Haz de detective   53

8. ¿No quieres caldo? Pues dos tazas   59

9. Las preguntas   63

10. Expertos en nutrición   67

11. Conviértete en chef   73

12. Empieza la escuela. ¿Lo dejamos a comer?   81

13. La llamada   87

14. «¡No se ha comido ni una patata frita!»   91

15. Sé valiente. Debes dejarle volar   95

16. El vía crucis de los restaurantes, los viajes y otras estancias no tan agradables: los hospitales   99

17. Cuando tenga cinco años tomaré queso y café   105

18. No dramatizar   109

19. Papás, ¡quiero jugar a baloncesto!   113

20. Lo tengo todo controlado. ¿Seguro?   117

21. ¿La alergia alimentaria se cura?   123

22. Los niños alérgicos no son tontos   127

23. ¡He quedado para salir!   131

24. ¿Podremos vivir tranquilos?   139

Agradecimientos   141

Fuentes   143

Prólogo

Las alergias alimentarias infantiles son la principal causa de reacciones anafilácticas tratadas en los servicios de urgencias de los hospitales. Alrededor del cinco por ciento de los niños menores de cuatro años y del tres por ciento de los mayores de diez las padecen. El tipo de alimento responsable varía en función de la edad, la localización geográfica y los hábitos de consumo, aunque los sospechosos habituales en las reacciones alérgicas infantiles son la leche, el huevo, la soja, el trigo, el pescado, los frutos secos y el marisco.

El aumento de la prevalencia, la gravedad de las reacciones anafilácticas y las consecuencias socioeconómicas han contribuido a sensibilizar a las autoridades sanitarias, a los consumidores y a la industria respecto a estas alergias.

¡Mamá, me pica! es un libro de carácter práctico donde los autores, Núria (la madre), Joan (el padre) y Pau (el hijo), relatan sus experiencias y vivencias con las alergias alimentarias que ha ido presentando Pau a lo largo de su vida. Los padres explican su dura adaptación, que les ha obligado a pasar del desconocimiento de las alergias alimentarias a una estabilidad de conocimientos que les permite convivir con ellas con aparente nor-

malidad. La educación y el apoyo que ha recibido Pau son fundamentales para aprender a gestionar su situación, especialmente en el contexto de cuadros de asma grave o anafilaxia, para evitar la angustia y la sobreprotección.

Este libro, de lectura fácil, amena y comprensible, va destinado especialmente a los padres, familiares, educadores y personas del entorno de niños alérgicos alimentarios. Núria, Joan y Pau han compartido su cuaderno de viaje a través de un mundo que les era desconocido. Os invito a disfrutarlo y a dejaros acompañar en la convivencia diaria con estas alergias.

CARLOS PEDEMONTE MARCO
Alergólogo y pediatra

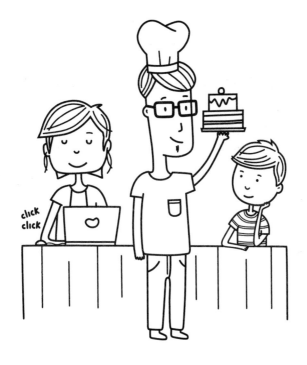

JOAN: El padre, apasionado de la cocina y sospechoso de ser alérgico.

NÚRIA: La madre, bloguera, exasmática infantil y sospechosa de ser alérgica.

PAU: El hijo, futuro músico o ingeniero o informático y alérgico declarado.

Presentación

Somos una familia con un hijo alérgico alimentario. En 2010 decidimos publicar un blog. Lo titulamos *Jo també sóc al·lèrgic* (*Yo también soy alérgico*). Un blog para hablar de las cosas que nos han pasado con las alergias alimentarias de Pau, de las que nos pasan y de las que espero que no nos pasen. Un blog para publicar recetas elaboradas por nosotros mismos, sin los alérgenos que Pau no puede tomar. Platos de la cocina de nuestros padres adaptados a él, pero también otros descubrimientos de otros blogs y de otras cocinas como las orientales o la vegana. Nosotros no pretendemos ser médicos ni cocineros, solo queremos contar nuestras vivencias, que quizá ayuden a familias que acaban de descubrir que sus hijos son alérgicos a ciertos alimentos.

 Nuestra familia pertenece al colectivo de «pacientes informados»; lo que significa que en los quince años desde que Pau nació hemos acumulado mucha experiencia y queremos transmitirla.

Al principio te sientes un poco perdido; quizá ya sabes lo que no debes darle de comer, pero además quieres que su día a día sea lo más normal posible, buscas en los estantes de los supermercados algunas galletas que tu hijo pueda comer, pero no estás acostumbrado a leer etiquetas y terminas mareado de tantos ingredientes que no conoces. Cocinas los platos de siempre para la familia y uno distinto para él. Utilizas distintos utensilios para cada uno de ellos, pero de repente te entra la duda, no estás seguro de si los has mezclado y vuelves a empezar. Compras helados para todos y ves de reojo la carita triste de tu hijo.

Solo puedo comer helados de hielo.

Y de según qué marcas, porque los ingredientes de algunas contienen aditivos elaborados con suero de leche de vaca.

Y te das cuenta de que debes cambiar tus rutinas alimentarias y empiezas a investigar: libros, blogs, fórums, asociaciones... Esto es lo que nos ocurrió a nosotros hace ya quince años, y la verdad es que encontramos poca información. Por fortuna, las cosas han cambiado un poco y en la actualidad se puede encontrar ayuda en varias asociaciones y en muchos blogs como el nuestro, pero también de pediatras y nutricionistas.

Hasta este momento, nuestro blog ha recibido más de diecinueve mil visitas, lo que además de representar un gran orgullo para nosotros, nos ha servido para darnos cuenta de que lo que en un principio nos parecía un gran problema, al final ha resultado ser beneficioso para toda la familia. La alergia a los alimentos de Pau ha hecho que nos demos cuenta de los muchos errores que cometemos al alimentarnos, de lo peligroso que puede ser abusar de los productos elaborados y de lo importante que es para la salud fijarse bien en lo que comemos. Hemos descubierto que para lucrarse en exceso se utilizan demasiados pesticidas en la agricultura y se alimenta al ganado de forma antinatural. Nos hemos enterado de cómo los alimentos, los cosméticos y los productos de limpieza pueden transmitirnos residuos químicos que nunca deberían haber entrado en nuestro cuerpo. Por tanto, nuestra forma de alimentarnos es ahora mucho más sana, más creativa y más abierta a otros tipos de cocina.

Por todas estas razones, y en un intento de recopilar todo lo aprendido, hemos decidido escribir este libro para aportar nuestro granito de arena y para que pueda servir de manual de supervivencia para padres novatos en alergias a los alimentos.

1
Cuando el paraíso desaparece

Por fin, después de nueve meses, el recién nacido ya está en casa. Quizá sea tu primer hijo. La vida es maravillosa. Cansada, pero maravillosa. Miras a tu bebé mientras duerme y te transmite una paz interior como nunca antes habías experimentado. La felicidad es completa. He dicho «mientras duerme», porque despierto la cosa cambia… Bien, como decía, la felicidad es completa cuando tu criatura duerme, en esos momentos no hay nada más importante en el mundo, todo el universo se concentra en ella. Las cosas que antes tanto te preocupaban han pasado a segundo, tercer e incluso cuarto lugar. Te sientes un poco inseguro en las tareas del día a día, pero poco a poco le vas cogiendo el tranquillo. Parece que tener un hijo no era tan difícil como decían…

Ahora bien, todo tiene un precio: de repente, aquella magnífica ausencia de responsabilidad ha desaparecido y con ella la tranquilidad. Que si llora, que si no duerme, que si no come, que si estornuda, que si tiene tos, que si tiene diarrea, que si vomita… ¡Me ha sonreído! Que si llora, que si no duerme, que si no come, que si estornuda… Y así hasta el infinito… Ay, sí, la sonrisa también… Y el paraíso se aleja. Pero no estás dispuesto a perder el optimismo, y por eso cada noche, o cada mañana (porque hay noches tan intensas que solo deseas que terminen), te vuelves a cargar las pilas con el convencimiento de que a medida que se vaya haciendo mayor la cosa irá mejorando. Y van pasando los días, y tú cada vez estás más preocupada porque estás amamantando a vuestro bebé y el pequeño llora y llora y encoge sus piernecitas, y te dicen que son «los cólicos del recién nacido».

 Tradicionalmente la explicación que nos han dado los pediatras sobre los cólicos del recién nacido ha sido que se producen porque el sistema digestivo del bebé aún no está suficientemente desarrollado y esto les ocasiona unos espasmos muy dolorosos.

Y en principio tú te lo crees porque a muchos padres les ha pasado lo mismo, o quizá ya sea un poco más mayor y es el rey de las vomitonas, y cuando oyes de lejos una leve tos ya empiezas a temblar porque sabes que probablemente devolverá todo lo que acaba de comer. Y cuando crees que la cosa ya no puede ir a más, resulta que tú eres uno del 10 por ciento de los padres que deben pasar por la ruta de las alergias alimentarias. ¿Alergias? Pero lo más inquietante es que tú aún no sabes que estás caminando por esa ruta, ya que cuando empiezas a recorrerla no hay carteles que te avisen de nada. De lo único que estás seguro es de que tu pequeño tiene diarrea, y/o vomita, y/o le aparece un eccema por el cuerpo, y/o está lleno de mocos, y/o se ha hinchado, y/o no para de toser, y/o… Y finalmente, una de aquellas noches de insomnio en la que tú estás y te sientes rendido, una noche de esas en la que quizá llores y te encuentres perdido en un callejón sin salida, te das cuenta de que el paraíso ha desaparecido.

Pero no debes asustarte, porque una de las cualidades que han surgido en tu personalidad al convertirte en padre/madre es el instinto de protección hacia tu hijo, con una especie de fuerza sobrehumana que puede con todo; y podrás, ¡por supuesto que podrás! Visitarás toda clase de médicos, leerás una montaña de libros, te sabrás de memoria la composición de los productos de los supermercados, investigarás horas y horas en la red, tendrás un sinfín de fiambreras para las distintas ocasiones y recorrerás cientos de kilómetros yendo de tienda en tienda para recopilar todos los alimentos que necesitas. Y no creas que exagero cuando digo «cientos de kilómetros», ya que si te dicen que en tal o cual pueblo elaboran un salchichón sin ningún aditivo que contenga alguna traza de vuestros alimentos prohibidos, te subirás al coche, pondrás como excusa que vais a hacer una excursión, e irás a comprarlo para que tu hijo pueda comer alguna cosa distinta a la habitual, y poco a poco comprobarás que estás preparado para cualquier incidencia; y lo mejor de todo: que tú y tu pareja habréis logrado que vuestro hijo crezca tan bien como cualquier otro niño no alérgico. O incluso mejor.

2
La ruta de las alergias

Cuando empieces a recorrer esta ruta es muy probable que no seas consciente de que la estás haciendo. Sería más exacto decir que no sabes por dónde vas; ya hemos dicho antes que no hay carteles con avisos, y es por eso que, susto tras susto, te vas adentrando en ella sin darte cuenta. En esta ruta hay dos tipos de caminos: el rápido y el lento. El camino rápido es el que coges cuando el niño o la niña solo toma leche y la reacción es inmediata a la ingesta. En este caso es más fácil de diagnosticar. Por ejemplo: hace ya seis meses que amamantas a tu bebé y ha llegado el momento de volver al trabajo. El pediatra te recomienda que le des leche de continuación en alguna de las tomas para que poco a poco se vaya acostumbrando. Como es un niño de «teta», no hay forma de que se coja al biberón. Compras todas las tetinas del mercado, pero ni así. Al final, encuentras una que no es de látex ni de silicona con una abertura que favorece que la leche caiga sola sin que el bebé tenga que succionar. La pruebas por primera vez y parece que lo vas a conseguir, ya le caen gotitas de leche en la boca y las va lamiendo. Pero ¡ay!, a los pocos segundos los labios se le enrojecen y le empiezan a salir unas manchitas rojas alrededor de la boca, y a los pocos minutos ya tiene toda la cara roja e hinchada. Llamas al pediatra para confirmar lo que ya es una evidencia: es alérgico a la leche de vaca. Entonces el médico te recomienda ir con mucho cuidado con la introducción de nuevos alimentos, ya que tu bebé, al no tolerar su primer biberón, está demostrando que su organismo es propenso a la alergia. Habrá que hacerle pruebas de diagnóstico.

Por el contrario, el camino lento es el que recorres cuando la reacción alérgica se produce después de unas horas de la ingesta y que se puede complicar aún más si el *peque* ya es mayor y está ingiriendo varios alimentos a la vez. Esto desorienta totalmente a los padres, sobre todo al principio, cuando aún no sabes nada de la alergia alimentaria, ya que no puedes deducir con facilidad a qué se debe, por ejemplo, que tu hijo esté siempre lleno de mocos y que vomite a menudo. De entrada es más lógico suponer que se resfría demasiado o que se empacha fácilmente, lo cual también es posible, por supuesto. Este camino lento tiene dos posibilidades: camino de tierra o camino de piedras. Camino de tierra: vas al pediatra y después de unas cuantas visitas llega a la conclusión de que el niño es alérgico y te aconseja ir con mucho cuidado con la introducción de los alimentos. Camino de piedras: tienes mala suerte y el pediatra que te ha tocado no es muy experto en este tema. ¿Te parece extraño? Pues piensa que no es tan infrecuente, ya que la asignatura de Alergia no existe en la carrera de Medicina, es una especialidad. Como decía, el pediatra le realiza todo tipo de pruebas y pasan muchos meses antes de que deduzca que todo es culpa de alguna alergia o intolerancia. Y por fin te aconseja ir con mucho cuidado con la introducción de los alimentos.

Llegados a este punto debes informarte.

¿Qué es la alergia?

Nuestro organismo dispone de un sistema llamado *inmunitario*, que es el encargado de luchar contra los atacantes externos a nuestro cuerpo, como pueden ser los virus o las bacterias, y que nos ayuda a superar las enfermedades que estos nos provocan. A veces este sistema se confunde y se protege de un elemento (alérgeno) que considera, erróneamente, perjudicial. La alergia es la reacción que se produce cuando se da esta anomalía.

Alérgenos más habituales

Aéreos:
· Polen.
· Esporas de hongos.
· Polvo (ácaros del polvo).
· Escamas y pelos de animales...
Venenos de insectos:
· Abejas.
· Avispas.
· Mosquitos...
Alimentos:
· Leche.
· Huevos.
· Pescado.
· Frutos secos.
· Legumbres.
· Cereales.
· Frutas...

Aditivos:
- · Conservantes.
- · Colorantes.
- · Antioxidantes...

Látex (savia lechosa del árbol *Hevea brasiliensis*):
- · Guantes.
- · Globos.
- · Chupetes.
- · Tetinas...

Medicamentos.

Para librar esta «batalla», la primera vez que el cuerpo entra en contacto con el alérgeno (ácaros, polen, determinados alimentos...), el sistema inmunitario crea unos «soldados» que son los anticuerpos (IgE), los cuales, en la próxima ocasión, se defenderán liberando una sustancia llamada *histamina*, responsable de todas las reacciones alérgicas. En el caso de los alimentos, la respuesta no se produce solo al ingerirlos, sino también al tocarlos o incluso al inhalarlos, en los casos más extremos.

 Cualquier alimento puede originar una reacción alérgica.

La alergia a los alimentos afecta al 2,5 por ciento de la población en general y al 8 por ciento de los niños menores de tres años, según datos de la World Allergy Organization.

Dentro de las alergias, y para padres de nivel avanzado, podemos diferenciar dos tipos: las mediadas por IgE, y las que no. Las primeras, tal como hemos mencionado anteriormente, las producen los anticuerpos (IgE), o sea que son debidas a un funcionamiento erróneo del sistema inmunológico, y las reacciones son inmediatas. Las segundas se deben a otros mecanismos, como por ejemplo las alergias del tracto digestivo o del intestino, y aunque las reacciones sean parecidas a las primeras no siempre son tan evidentes y tardan algunas horas en aparecer. En este grupo se incluirían la enfermedad celíaca (enfermedad intestinal por mala absorción), las gastroenteropatías eosinofílicas (afectan al esófago, estómago e intestino delgado) y las gastroenteropatías inducidas por proteínas de la dieta (enteropatía, enterocolitis y proctocolitis alérgica). La más conocida es la enteropatía a la proteína de la leche de la vaca, antes llamada «intolerancia», pero también la pueden causar otros alimentos como la soja, el huevo, cereales como arroz o trigo, pollo, pescado y otros. Estos cuadros son más difíciles de diagnosticar, ya que los análisis de sangre y las pruebas cutáneas que se realizan para descubrir qué alergias tienes salen normales, puesto que NO son producidos por el sistema inmunológico y los médicos deben seguir investigando. Si tu hijo pertenece a estos últimos, por desgracia te ha tocado «el gordo» y tu camino estará lleno de muchas piedras.

3
Confusiones entre alergia e intolerancia

¿Qué diferencia hay entre la alergia a las proteínas de la leche de vaca y la intolerancia a la lactosa (el azúcar de la leche de todos los mamíferos)?

Pues que la primera se produce, tal como hemos explicado en el capítulo anterior, por culpa del comportamiento erróneo del sistema inmunológico de nuestro cuerpo al entrar en contacto con las proteínas de la leche de la vaca, mientras que la intolerancia a la lactosa se debe a un déficit de lactasa en el intestino delgado, la enzima responsable de metabolizar el azúcar de la leche.

La leche de vaca tiene más de cuarenta proteínas distintas. Las principales son:

Caseínas (80%)	Seroproteínas (20%)
Alfa caseína.	Beta lactoglobulina (BLG).
Beta caseína.	Alfa lactoalbúmina (ALA).
Keppa caseína.	Seroalbúmina bovina (BSA).
	Inmunoglobulinas bovinas (BGG).

Los síntomas de las intolerancias son siempre gastrointestinales: vómitos, dolor e inflamación abdominal, flatulencia, diarrea, etc., pero no provocan nunca un ataque anafiláctico, mientras que en la alergia, además de los síntomas gastrointestinales, hay otros, como picores, mocos, tos, urticaria, trastornos respiratorios e hinchazón de las mucosas y los tejidos blandos; en cuanto afecte a dos o más órganos se puede llegar al choque anafiláctico.

 Un ataque o choque anafiláctico es una reacción alérgica muy severa que puede provocar la muerte.

Las reacciones de intolerancia suelen aparecer entre la media hora y las dos horas después de haber ingerido los alimentos con lactosa, mientras que las reacciones alérgicas se producen a los pocos minutos.

¿Qué diferencia existe entre la alergia al trigo y la intolerancia al gluten?

Pues que la alergia al trigo se produce por los mismos motivos que cualquier alergia a otros alimentos, tal como hemos explicado con la leche de vaca, mientras que la intolerancia al gluten es una intolerancia para toda la vida a la proteína del gluten que se encuentra en el trigo, la cebada, el centeno, la espelta, el *kamut* y, posiblemente, en la avena. Esta intolerancia se conoce como *enfermedad celíaca* y produce una reacción inflamatoria de la mucosa del intestino delgado que dificulta la absorción de los nutrientes y lesiona sus paredes. Generalmente se desarrolla entre los seis meses y los dos años.

El gluten también se utiliza como aditivo en el 70 por ciento de los productos de nuestra dieta.

Los síntomas son náuseas, vómitos, diarreas, distensión abdominal, pérdida de masa muscular y peso, fallos en el crecimiento, irritabilidad... Estos síntomas aparecen lentamente, y por eso, de entrada, no se asocian a los alimentos ingeridos; como consecuencia, se siguen comiendo productos con gluten, lo que puede convertir en muy grave este trastorno gastrointestinal.

4
Los mil y un pinchazos

Una vez os hayan dicho que vuestro hijo es alérgico alimentario y ya estéis un poco más informados de lo que esto supone, empiezan las pruebas para emitir el diagnóstico. Hay de dos tipos: las cutáneas y los análisis de sangre.

Test de Prick: es la prueba más famosa. Es de hipersensibilidad inmediata y demuestra si tienes alergia mediada por IgE. Tal como mencionábamos anteriormente, esta alergia es la provocada por la respuesta equivocada del sistema inmunológico.

 ¡Yo le llamo el test de los mil pinchazos!

Se llama así la prueba en que se deposita una gota del alérgeno sospechoso en el antebrazo y después con una lanceta se pincha esta gota para que penetre bajo la piel. Los pacientes que son alérgicos reaccionan con rapidez, aproximadamente a los quince minutos, y se les forma un círculo rojo (eritema) más o menos grande alrededor del pinchazo, que puede inflamarse y formar una pápula de distintos tamaños. Después se miden las dimensiones del eritema y de la pápula, si es que la hay, y esto determina el grado de rechazo del organismo a este alérgeno.

Pau la llama la prueba de los mil pinchazos porque siempre que se la hacen le llenan los dos antebrazos de punciones y antes de un cuarto de hora los tiene hechos un mapamundi. La primera vez que le realizaron la prueba tenía apenas un año y fue muy valiente y no lloró, pero yo no paré de soplarle los brazos, de tanto que le picaba. Su respuesta era tan exagerada que nos hacían enseñar sus bracitos a otros padres primerizos para «consolarles» si acababan de descubrir que tenían un hijo alérgico. Nos ponían como ejemplo de cómo llevar el tema sin aspavientos, sin dejarnos llevar por el pánico y controlando la situación. Por fuera era verdad, ya que era el único modo de transmitir seguridad a nuestro hijo, pero por dentro se me hacía un nudo de lo más complicado en el estómago.

Análisis de sangre IgE: se trata de un análisis que determina si la inmunoglobulina E es alta, es decir, si tiene muchos anticuerpos (soldados preparados para la batalla) y determinar así el nivel de riesgo ante reacciones alérgicas. Con el análisis también se pueden medir las IgE específicas a determinados alimentos. De esta manera si en los exámenes de control, la prueba cutánea de un alimento en concreto produce poca o ninguna reacción, es el análisis de sangre el que corroborará que la IgE específica ha bajado (no siempre coinciden ambas pruebas). Es entonces cuando el médico alergólogo opta por la prueba de provocación.

Prueba de provocación: se trata de ingerir una pequeña cantidad de alimento en concreto y quedar bajo supervisión médica durante unas dos horas. Si no se produce ninguna reacción en este tiempo, la prueba se considera superada. Hay que decir que en el caso de Pau la hemos hecho una sola vez con las lentejas y tuvo una reacción inmediata; a pesar de que los análisis de sangre y las cutáneas nos habían dado esperanzas, en seguida le empezó a picar la garganta y al cabo de unos minutos ya le costaba tragar. Como podéis ver, no se trata de una fórmula matemática.

¿Las alergias se heredan? Probablemente ya hace unos días que pensáis en el tema, y os debo decir que los estudios que se han hecho en todo el mundo indican que sí: tener antecedentes familiares con alergias, sobre todo si son los padres, pero también abuelos, tíos o primos, influye genéticamente en el hecho de que el niño tenga una probabilidad alta de desarrollar la alergia. De todos modos, en los casos en que no existen antecedentes familiares la probabilidad disminuye, pero no puede excluirse. Cuando se diagnostica celiaquía y en teoría no hay antecedentes familiares, el médico pide analíticas a los parientes más cercanos, y la mayoría de veces al menos uno de ellos también lo es y lo ignoraba. Pensaréis: ¿cómo es posible? Debéis tener en cuenta que años atrás los médicos y los pacientes no tenían tanta información como ahora sobre las alergias, y muchos síntomas se atribuían a otras enfermedades.

En nuestro caso, por ejemplo, ni mi marido ni yo, ni nadie de nuestra familia, no somos alérgicos declarados, pero no me extraña, ya que si en quince años ya hemos notado un incremento enorme en la información disponible en nuestra sociedad, qué podemos pensar de la información que había cuarenta o cincuenta años atrás… Yo, por ejemplo, era una de esas niñas que «siempre» estaba resfriada, con mocos y tos seca imparable. Mi madre se había hartado de llevarme a distintos médicos y siempre salía enfadada de la consulta porque no le daban ninguna receta ni ninguna solución. Fui a parar a un lugar donde me ponían una mascarilla de oxígeno una vez a la semana para el asma; y no estaba sola, había muchas otras criaturas… Solo un médico le dio una pequeña orientación al decirle que hacia los siete años seguramente superaría todas estas reacciones. Y así fue. Supongo que este médico se había basado en la observación durante años de sus pequeños pacientes. Mientras, me sacaron las amígdalas, algo que ahora ya no se hace; me sacaron las vegetaciones, algo que ahora tampoco se hace, y me operaron de sinusitis sin deducir en ningún momento que podía ser víctima de alguna alergia, y mucho menos aún por causa de alergia a algún alimento.

La sinusitis es una inflamación de los senos paranasales como resultado de una infección por virus, bacterias u hongos.

Los senos paranasales son cavidades del cráneo, llenas de aire, localizadas detrás de la frente, las mejillas y los ojos. Cuando estos espacios están bloqueados por un exceso de mocos, las bacterias u otros microorganismos pueden multiplicarse fácilmente.

La sinusitis se desencadena por varios motivos, uno de los cuales son las alergias, que provocan la producción de una cantidad excesiva de moco y bloquean estas cavidades.

Total, que cuando era jovencita no fui consciente de nada que tuviera que ver con la alergia, y solo empecé a pensar en ello cuando por primera vez me puse unos pendientes que no eran ni de oro ni plata y se me pusieron las orejas como dos tomates, y porque de vez en cuando me daba por estornudar mil veces seguidas igual que mi padre, ahora me he dado cuenta, e igual que mi hijo, ahora ya sé por qué.

Más adelante, el destino me llevó a casarme con un chico que tenía una hernia de hiato. Según lo que comiera le dolía tanto la boca del estómago que tenía los mismos síntomas de un ataque al corazón. En más de una ocasión fuimos al hospital de urgencias. Cuando llegó nuestro hijo al mundo ya no salíamos tan a menudo a comer fuera, como todos los padres recientes, claro, y cocinábamos mucho más en casa; y cuando nos enteramos de la alergia del niño, además empezamos a cambiar nuestra alimentación para adaptarnos a él. Pues desde entonces mi compañero, Joan, no ha tenido más noticias de su hernia... ¿Por qué? ¿Será porque en nuestra dieta ya no entran los quesos que tanto nos gustaban? ¿Será porque la carne de ternera la tomamos en contadas ocasiones? ¿Quizá era alérgico a la leche de vaca o a alguna otra cosa? Yo decidí no hacerme pruebas, pero él sí se las hizo. Negativas... Más adelante, y con más información, he pensado: ¿no será Joan de los que tienen alergias no mediadas por el sistema inmunológico, aquellas alergias digestivas, como por ejemplo las del tubo digestivo, que tardan horas en aparecer y confunden a todo el mundo? De momento hemos decidido pasar página, ya que no sufre molestias, pero todo esto casi nos confirma que nosotros, los padres, también debemos ser alérgicos y que no es extraño que nuestro hijo lo sea.

5
¡Mamá, me pica!

Desde que Pau empezó a hablar, «mamá, me pica» es la frase que más odiamos, ya que significa que algún alimento le ha dado alergia; y puede ser que todo termine aquí, una vez deje de comer ese alimento, o que la cosa vaya a más, dependiendo del alérgeno que haya ingerido. Pero él tiene alergia desde los seis meses y, claro, entonces aún no hablaba y solo vomitaba. Era una pesadilla: por poco que tosiera, la fuente empezaba a manar. Así destrozamos la tapicería del sofá y también la del coche (aunque a veces era porque se mareaba en las curvas, como les pasa a muchos niños no alérgicos, pero ¡esto ya lo sabéis!). De más mayor, cuando ya hablaba y decía «me pica», tocaba correr, porque la mayoría de las veces lo que venía a continuación eran los vómitos.

Bien, pues, lo que decía: hablen o no, una de las tareas que tenemos los padres de niños alérgicos es aprender a identificar los síntomas de una reacción alérgica, que pueden aparecer en segundos o al cabo de pocas horas de haber comido, tocado o respirado el alérgeno. Y por supuesto es fundamental reconocerlos, porque pueden llegar a poner en peligro su vida.

Los síntomas cutáneos y respiratorios no solo pueden ser el resultado de reacciones a los ácaros, al polen o a los animales... Aunque no lo parezca, ¡también pueden ser consecuencia de alergias alimentarias!

Síntomas

Cutáneos

· Picor, enrojecimiento de la piel, erupciones, urticaria: marcas de gran tamaño que pueden durar entre dos y seis horas.

 Cuando voy a ver a mi familia lejana y me dan besos siempre termino con las mejillas enrojecidas... ¡y lavándome la cara en el baño!

· Dermatitis atópica: es un eccema severo y persistente. A menudo se forma en las partes internas de los codos y detrás de las rodillas, pero de hecho puede salir en cualquier parte del cuerpo. Se caracteriza también por la piel seca y escamosa. No es contagiosa.
· Angioedema: inflamación de los labios, lengua, párpados y otras localizaciones, como la glotis.

Digestivos

· Picor en la boca (labios, lengua, paladar) o en la garganta.
· Náuseas, vómitos.
· Dolores abdominales.
· Diarrea.

Respiratorios

- Estornudos repetitivos y/o con congestión nasal.
- Rinitis aguda: en el ámbito familiar, aquel niño que siempre tiene mocos.
- Conjuntivitis.
- Edema de glotis: inflamación de la glotis, cambios de voz, ronquera, dificultad para tragar, dificultad para la entrada de aire.
- Broncoespasmo: respiración agitada y silbidos en el pecho, los indicadores del asma.

 Bronquitis y otitis recurrentes también pueden ser una señal de alarma de alergias alimentarias.

Cardiovasculares (al producirse la anafilaxia se producen estas reacciones)

- Hipotensión: rápido descenso de la presión arterial, que puede provocar mareos y desmayos.
- Arritmias: alteración del ritmo cardíaco.
- Síncope: pérdida repentina de la consciencia.
- Anafilaxia: todas las reacciones anteriores juntas. Si no se trata inmediatamente, una reacción anafiláctica puede llevar a la muerte. Y siempre, siempre, precisa de atención urgente en un hospital.

Por descontado que estas reacciones no afectan del mismo modo a todos los niños. Por ejemplo, algunos pueden tener síntomas cutáneos y otros respiratorios, e incluso otros pueden tener ambos. Hay niños que se pasan los días con mocos en la nariz hasta que alguien lo relaciona con la alergia. Otros, como mi hijo, sufren reacciones diversas. En ocasiones empieza con un picor en la garganta y no va más allá. Otras veces pasa del picor en la garganta a las náuseas, sigue con vómitos y continúa con inflamación de la glotis o con broncoespasmos. Y en una ocasión llegamos incluso a la anafilaxia, pero sin pérdida de consciencia.

Ya habéis visto que la sintomatología de la alergia es variada, y no solo no afecta a todo el mundo por igual, sino que una misma persona puede tener distintas reacciones en distintos momentos. Y no se puede confiar nunca en el hecho que anteriormente las respuestas hayan sido leves o lentas: en el futuro pueden no serlo. Además, la gravedad de las reacciones no depende ni de la cantidad ingerida ni de los valores de IgE (inmunoglobulina E) de cada uno. Resumiendo: no resulta fácil reconocer y controlar los síntomas, sobre todo al principio, y aún más si no has tenido ninguna relación anterior con nuestra amiga alergia. Pero hay que estar atento, ya que tiene muchas consecuencias. Por ejemplo, una rinitis crónica puede llevar a una otitis, una sinusitis o una bronquitis. Una otitis recurrente puede derivar en la pérdida del oído. La bronquitis recurrente puede llevar al asma crónico, y el asma crónico favorece las infecciones pulmonares. Otro ejemplo sería el de la celiaquía, ya que si no se sigue una dieta sin gluten puede ocasionar osteoporosis, anemia o enfermedades autoinmunes asociadas, como la diabetes y la tiroides, así como graves complicaciones intestinales, como por ejemplo cáncer.

Siguiendo con los síntomas, recordaréis que en capítulos anteriores hemos dicho que hay alergias que no se producen a causa del sistema inmunológico y que son más difíciles de detectar porque tardan en salir. Estas suelen producir reacciones continuadas a nivel digestivo, como dolores abdominales, vómitos y diarreas, y pueden darse ya en los primeros meses de vida, e incluso en recién nacidos alimentados solo con leche materna.

6
Becarios en alergología

El día que el médico nos dice que nuestro hijo es alérgico a tal o cual alimento, una de las preguntas que le hacemos es si la alergia tiene tratamiento. Y es una de las respuestas más sencillas de dar, aunque no la más fácil: No, no tiene.

El único tratamiento es eliminar el alérgeno que la produce, es decir, llevar una dieta de exclusión. ¿Y qué es?

Dieta de exclusión: cuando se han realizado todas las pruebas y el resultado indica que sí, que es alérgico a, por ejemplo, la proteína de la leche de vaca, no hay más remedio que seguir esta dieta. ¿Y de qué se trata? Pues muy sencillo: de no comer el alimento en cuestión. Parece fácil, ¿verdad? Pues nada más lejos de la realidad. Porque no es suficiente con evitar la ingesta del alimento; concretamente, en el caso del ejemplo sería tan simple como no beber leche de vaca, pero no, porque las proteínas de la leche de vaca están repartidas en muchos alimentos como ingredientes (yogures, quesos…) pero también como aditivos, y en este punto es cuando la trama se complica. De repente, te das cuenta de que en el futuro la vida práctica será mucho más complicada.

Os paso la dieta de exclusión de la proteína de la leche de vaca (PLV) como muestra de lo que os acabo de decir:

1. Leche de vaca entera, desnatada, en polvo, condensada, evaporada, fermentada, leche para lactantes... También leche de cabra y leche de oveja, por la similitud de sus proteínas.
2. Derivados lácteos: yogur, kéfir, cuajada, queso, mantequilla, la mayoría de las margarinas, nata, cremas, natillas, flan, *mousse*...
3. *Baguette*, pan de molde, pan de Viena.
4. Batidos, algunos zumos de fruta envasados.
5. Caldos preparados, concentrados y sopas.
6. Carnes de ternera, hamburguesas, frankfurts, salchichas, croquetas...
7. Caramelos, golosinas.
8. Papillas, purés, cereales de desayuno.
9. Conservas, salsas, platos precocinados.
10. Embutidos: jamón de york, chorizo, salchichón.
11. Patés.
12. Galletas, pasteles, bollería industrial o casera.
13. Gelatinas.
14. Sustitutos del huevo.
15. Helados (incluso algunos de hielo).
16. Horchatas (por sus aditivos).
17. Algunos chicles.
18. Bechamel, lactonesa.
19. Vinos, licores.
20. Chocolate, crema de cacao, pasta de cacao, bombones, turrones.
21. Algunos medicamentos.
22. Algunos cosméticos.

23. Aditivos con proteínas lácticas:
   - H-4511, caseinato de calcio.
   - H-4512, caseinato de sodio.
   - H-4513, caseinato de potasio.
24. Aditivos dudosos que podrían contener proteínas lácticas:
   - E-101, riboflavina o lactoflavina. Se utiliza como colorante, aunque actualmente casi siempre es sintético.
   - E-270, ácido láctico. E-325, lactato de sodio. E-326, lactato de potasio. E-327, lactato de calcio. Se producen a partir de la fermentación bacteriana del almidón y las melazas, pero es posible que el cultivo para iniciar la producción de ácido láctico pueda contener leche.
   - E-966 lactitol. Es un azúcar-alcohol sintético producido a partir de la lactosa (azúcar de la leche de vaca). Podría contener restos de proteínas. Habría que consultar con el fabricante.
   - E-472b, E-481, estearoil-2-lactilato de sodio. E-482, estearoil-2-lactilato de calcio. Ésteres lácticos de los monoglicéridos y diglicéridos de ácidos grasos. El origen de este emulsionante suele ser grasa vegetal, pero también se utiliza grasa animal. Solo el productor puede esclarecer su origen.

Tratamiento de las reacciones alérgicas

Lo que sí tiene tratamiento es la reacción alérgica, si por desgracia se produce, a pesar de que se tomen las medidas correspondientes.
   · **Antihistamínico.** Jarabe, pastillas, pomada, inyectables. Inhibe la acción de la histamina liberada, que es la sustancia responsable de los síntomas. Adecuado para reacciones leves.

Sin embargo, si son muy leves, como por ejemplo mejillas enrojecidas causadas por besos, nosotros lavamos la cara y las manos con agua y jabón y esperamos unos cinco minutos a que se vayan. No es necesario abusar de los medicamentos.

· **Corticoides.** Jarabe, pastillas, inyectables, inhaladores. Son antiinflamatorios.
· **Broncodilatador.** Inhalador. Uno de los más populares es el Ventolín. Se utiliza para las reacciones de tipo respiratorio («los pitos en el pecho»). La dosis te la indica tu alergólogo y es recomendable llevarlo siempre encima, ya que nunca se sabe cuándo vas a necesitarlo, y te podría pasar que tuvieses que ir corriendo como una histérica por una ciudad desconocida en busca de una farmacia de guardia un día de Año Nuevo. ¿Que si nos ha pasado? Pues sí.

Y no hace mucho. Un familiar de Alicante decidió casarse ¡en Nochevieja! No es muy habitual, ya lo sé, pero la pareja quería ser original. Preparamos el viaje para la boda pensando en todos los detalles alimentarios de Pau: la leche de soja y los cereales para el desayuno, galletas para la merienda, algunos paquetes de jamón envasados al vacío por si acaso, etc. Nuestro familiar estaba muy ilusionado por prepararle la cena de la boda y se preocupó mucho de ello. Le pasamos una lista de alimentos aceptados y alimentos prohibidos. Habló con el restaurante y le hicieron un menú especial. Buscó por toda la ciudad un lugar donde comprar un helado de hielo para sustituir el pastel, pero no encontró; normal, ¡estábamos en pleno invierno! No pensaron en el aperitivo, pero no pasa nada, ellos no están acostumbrados, nosotros sí... Se hinchó a comer aceitunas. Era de noche y como os podéis imaginar hacía frío. Tras el aperitivo en el jardín pasamos al comedor un poquito congelados. Todo iba como una seda: el primer plato, el segundo, los postres; todo con gran precisión horaria, ya que a las doce teníamos que estar listos para comernos las uvas. 23.30 h, 23.40 h, 23.50 h... y se nos acerca Pau para decirnos que se está tapando, que no puede respirar... Es cierto que el ambiente estaba muy cargado, ya que la calefacción estaba muy alta para compensar los vestidos de tirantes, y que además éramos muchos: doscientas personas. Más aún, todos los platos, excepto los de Pau, estaban hechos con crema de leche o mantequilla. ¿Sería eso? ¿Una mezcla de ácaros, hongos de la humedad (también le dan alergia) y proteínas de la leche merodeando por el ambiente? No lo sabíamos, el caso es que Núria y yo nos miramos con la pregunta en los ojos: ¿hemos cogido el Ventolín? ¿Yo no, y tú? Yo tampoco. Se disparan las alarmas, el corazón a mil y las campanas a punto de sonar. Cogimos a Pau y salimos a la terraza, a pesar del frío. Se recuperó un poco, lo suficiente para poder comernos las uvas. Al terminar le pedimos a nuestro familiar si nos podía proporcionar el teléfono de un taxi para buscar una farmacia de guardia. Pero él nos lo resolvió más deprisa: otro niño del convite tenía un inhalador. ¡Salvados! Después todo fue a mejor, porque durante el baile la gente estaba muy acalorada y abrieron las ventanas. ¡Vaya forma de empezar el año! Y vaya metedura de pata olvidarnos el inhalador. Aunque tiene una explicación, y es que llevábamos una temporada muy larga sin necesitarlo. Pero la cosa no terminó aquí. Al día siguiente Pau estaba bastante tapado y nosotros teníamos que coger el tren. Primer día del año: ¡festivo! El hotel nos dio la dirección de una farmacia de guardia, y mientras Núria terminaba de recoger, Pau y yo fuimos para allá. ¡Y otra sorpresa! No nos lo querían vender porque no teníamos la receta. Y yo explicándole que no éramos de allí y que en nuestra ciudad nos lo vendían sin receta... Los silbidos del pecho de Pau se oían desde el otro lado del mostrador, pero ni aun así.

Llamé por teléfono a Núria, que naturalmente se puso histérica y echó a correr con las maletas hacia donde estábamos con la intención de hacer cualquier cosa para conseguirlo, mejor no saber qué...

Por suerte, finalmente el farmacéutico se apiadó de mí, me hizo firmar un papel con mi DNI ya que él no quería hacerse responsable y me lo vendió. Ya solo quedaba llegar a la estación. ¡Por los pelos!

Nosotros empezamos con el Ventolín cuando Pau tenía cuatro años por culpa de una reacción con los guisantes cuando aún no sabíamos que le daban alergia, aunque si por aquel entonces hubiésemos estado mejor informados, nutricionalmente hablando, ya lo hubiésemos podido deducir, puesto que en la lista de alimentos prohibidos ya teníamos otras legumbres como los garbanzos, las judías y las lentejas.

Mucha gente cree que los guisantes son una verdura, pero en realidad pertenecen a la familia de las leguminosas, a pesar de que nutricionalmente se pueden considerar legumbre y verdura. Hay muchos restaurantes que no lo tienen claro y, no sabes cómo, aparece un plato de costillitas de cordero con guisantes como guarnición. ¡Noooo! ¡Hemos dicho que solo con patatas fritas!

Pau solo tomó una cucharadita de arroz con un par de guisantes, pero fue suficiente para que en pocos segundos empezara a taparse. Así fue como empezamos con los inhaladores, pero como aún era muy pequeño debía utilizar una cámara de inhalación.

¿Qué es una cámara de inhalación? Es un aparato que facilita la utilización del inhalador, especialmente a los niños. Uno de sus extremos se conecta al inhalador y el otro a una embocadura o una máscara. El medicamento que sale del inhalador se mantiene dentro de la cámara hasta que el niño está preparado para inhalarlo. Es aconsejable utilizarlo hasta que sea mayor, ya que si no se utiliza la cámara el niño debe inhalar la medicina inmediatamente después de que esta salga del inhalador. Si no lo hace en el momento adecuado, el medicamento puede terminar en la boca en lugar de los pulmones. Nosotros le dejamos que lo hiciera sin la cámara cuando tenía siete años, ya que él se sentía mayor y a nosotros nos pareció que tenía razón, ya que en este aspecto era muy responsable. Pero nos equivocamos, porque sin que él ni nosotros lo supiéramos lo estábamos haciendo mal, y no nos dimos cuenta hasta que se resfrió, y como no tenía los pulmones suficientemente limpios se tapó muchísimo y tuvimos que salir corriendo. Desde entonces recuperamos la cámara, y hasta hace poco.

Yo al inhalador lo llamaba «chuf, chuf», porque nuestro médico, para contarme cómo debía utilizarlo, me decía: «Pones el Ventolín en el agujero de la cámara, sacas todo el aire y te colocas la máscara en la boca, aprietas aquí arriba y haces un "chuf", aspiras el aire muy hondo, esperas un poco y vuelves a hacerlo dos veces más. Luego descansas y repites todo el proceso del "chuf" dos veces más. En total nueve veces "chuf"».

 Tienes razón, y yo te preguntaba: «Pau, ¿ya has hecho el "chuf, chuf"?».

- **Adrenalina.** Inyección intravenosa de epinefrina. Está indicada para las reacciones muy graves. Existe una versión autoinyectable. Es el único fármaco capaz de actuar rápidamente para detener todos los síntomas de la anafilaxia. Del mismo modo que el Ventolín, es aconsejable llevarlo siempre encima, sobre todo si vais de viaje o si el niño se va de colonias, por ejemplo.

¿Cómo se administra la inyección?

1. Sacad el tapón gris.
2. Colocad el extremo negro encima de la cara externa del muslo.
3. Presionad enérgicamente contra el muslo (oiréis un clic).
4. Mantened la presión durante unos diez segundos.
5. Retirad el dispositivo.
6. Después, hay que ir sin falta al hospital.

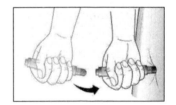

Cuando los padres llegamos hasta este punto ya nos podemos considerar becarios en alergología, porque hemos aprendido buena parte de la teoría y seguramente ya hemos pasado por unas cuantas situaciones prácticas. Poco a poco, con muchas dosis de paciencia, perseverancia, valor y un poco de sentido del humor, conseguiremos un buen puesto en la empresa de alergias de nuestros hijos, y la remuneración será ver como se van haciendo mayores con una salud de hierro gracias a nuestros esfuerzos.

Nomenclaturas

Adrenalina: también llamada epinefrina. Es una sustancia que el cuerpo elabora de manera natural y la libera en situaciones de peligro. La adrenalina se sintetiza en el laboratorio para poder utilizarla como medicamento, por ejemplo en situaciones alérgicas graves.

Alérgeno: sustancia que causa la alergia.

Anafilaxia: reacción alérgica brusca que se produce cuando participan simultáneamente dos o más órganos, como la piel, el aparato digestivo, el aparato circulatorio o el sistema cardiovascular. En el caso de que estas reacciones sean muy graves, la tensión arterial puede caer, lo que provoca el llamado «choque anafiláctico», que si no recibe la atención adecuada puede provocar la muerte.

Angioedema: inflamación de cualquiera de las partes profundas de la piel, la boca, los ojos, etcétera. En el caso de la inflamación de la glotis hay un riesgo muy elevado de que provoque una dificultad respiratoria grave.

Antihistamínico: medicamento que actúa contra la histamina.

APLV: alérgico a las proteínas de la leche de vaca.

Asma: enfermedad respiratoria en la que los bronquios se inflaman y se estrechan, lo que provoca dificultades para respirar. Los síntomas son tos repetitiva, silbidos en el pecho y sensación de ahogo.

Cámara de inhalación: se trata de un aparato que facilita el uso del inhalador, especialmente a los niños. Consta de un tubo en uno de cuyos extremos se conecta una máscara y en el otro el inhalador, de modo que al pulsarlo el medicamento queda flotando en el tubo hasta que llega a la boca. Así el paciente tiene tiempo para coordinar las respiraciones.

Dermatitis atópica: es una enfermedad de la piel caracterizada por los enrojecimientos, el picor, la inflamación, la sequedad de la piel y la descamación.

Eccema: el eccema y la dermatitis son dos fases del mismo proceso, aunque la palabra eccema se utiliza para la reacción más lenta, más crónica y más prolongada, que es la sequedad y la descamación.

Enzima: es una proteína que ayuda a que las reacciones químicas del metabolismo se produzcan más rápidamente. Sin enzimas, nuestros cuerpos se pararían de repente.

Epinefrina: adrenalina.

Histamina: sustancia presente en algunas células del organismo y responsable de las reacciones alérgicas.

IgE: la inmunoglobulina E es un anticuerpo presente en el organismo. Los anticuerpos son proteínas producidas por el sistema inmunológico para atacar a los antígenos (bacterias, virus y alérgenos).

Inhalador: es un medicamento que se respira para que llegue directamente a los pulmones.

Test de Prick: pruebas en la piel, normalmente en el antebrazo, para detectar las alergias.

Urticaria: inflamación de la superficie de la piel que provoca la aparición de habones que producen picor.

7
Haz de detective

Recapitulemos. Has tenido un hijo, te has llevado unos cuantos sustos con la incorporación de nuevos alimentos y ya has pasado por el camino pedregoso del diagnóstico, es decir, un alergólogo ya te ha dicho que tu hijo es alérgico a los alimentos. Reconoces bastante bien los síntomas: picor en la garganta, manchas rojas en la piel, dificultad para tragar, sensación de ahogo, dolor en el pecho, dolor de barriga... Aunque, si aún es un bebé, tu trabajo te cuesta descubrirlo. Seguís la dieta de exclusión del alimento maldito, seguramente la leche, primera comida que ingiere un recién nacido, y por tanto le estás dando leche hidrolizada (especial para bebés y exenta de la proteína de la leche de vaca) o algún preparado de soja. Si ya es mayor, también evitas sus derivados, como los yogures, el queso y posiblemente la carne de ternera, y empiezas a darte cuenta de que la proteína de la leche está por todas partes. Probablemente tu hijo ya haya pasado por algún episodio de asma, en casa no falta nunca un antihistamínico ni el famoso Ventolín, y dominas el arte de sostener la cámara de inhalación mientras tu hijo aspira aire del interior. Y, cómo no, el médico te ha recetado adrenalina para que la tengas siempre a mano, aunque espero que no hayas tenido que utilizarla. Resumiendo: eres un padre con un alto nivel de conocimientos en cuestiones alérgicas. Pero el tema no acaba aquí: tu hijo se hace mayor, y cada vez incorporas más comidas nuevas. Que si el huevo, que si unas galletas, que si unos caramelos, que si una fideuá... Porque, muy acertadamente, quieres que tenga una alimentación variada. Y en este momento es cuando pueden aparecer los fenómenos «paranormales», hechos aparentemente imposibles de explicar y que tú estás obligado a descubrir por el bien de tu pequeño. No hay otra salida, tienes que convertirte en un detective. Os pondré algunos ejemplos que pueden servir de orientación, aunque no significa que a vosotros os tengan que pasar exactamente las mismas cosas. Es lo que tiene la alergia a los alimentos: una variedad de argumentos en el guion de tu día a día.

Caso número 1. El extraño caso de la paella

Cuando nuestro hijo tenía unos tres años, se zampaba el arroz sin problemas. Arroz hervido, ensalada de arroz... Pero cuando cocinábamos paella no quería. Comía un poquito, luego ladeaba la cabeza y ya no pasábamos de aquí. Ya os podéis imaginar las comidas de domingo en familia, que es precisamente cuando nosotros solemos cocinar la paella de marras. Opiniones de todo tipo. La abuela: «Este niño no come lo suficiente». La cuñada: «Os toma el pelo». El padre y/o la madre: «Le hemos consentido demasiado». En este punto, en ocasiones se incorporaba una nueva variante de discusión matrimonial entre si lo consientes más tú que yo. Y los dos sudando... Porque no olvidemos que si es tu primer hijo, además de ser inexperto en el tema de las alergias, ¡también lo eres haciendo de padres! Y así van pasando los domingos: uno lo dejas pasar, al siguiente le castigas y al tercero empiezas a pensar: «Si el arroz le gusta y solamente no quiere comerlo cuando lo cocinamos como paella... ¿no será que no le sienta bien? ¿No estará relacionado con la alergia?». Y entonces se lo cuentas al alergólogo e inmediatamente le hace pruebas de todo lo que lleva la paella: tomate, cebolla, gambas, mejillones, almejas y... ¡premio! También es alérgico al marisco.

Caso número 2. Las misteriosas manchas rojas en la cara

Una mañana, también de domingo, aproximadamente por la misma época en que sucedió el extraño caso de la paella, decidimos ir al parque. De camino entramos en un bar para desayunar. Nuestro hijo ya lo había hecho en casa, y a nosotros nos apetecía un cafetito. Todo iba como la seda. Al llegar al parque, él se puso a jugar y nosotros a tomar el sol mientras le vigilábamos. Pasado un rato me di cuenta de que le habían salido unas manchas rojas en la cara y pensé: «¡Vaya!, el *peque* ya habrá tocado alguna cosa o le habrá dado la mano a otro niño». Lo llevé a la fuente y le lavé la cara y las manos, pero en lugar de mejorar, como ocurría siempre, la cosa empeoró. Volví a pasarle agua por la cara y las manos y ¡glups!, las manchas ¡crecían de tamaño!; ¿sería algo de lo que había comido? Y me dije a mí misma: «Piensa, piensa, piensa». Y puse en marcha mi cerebrito, rebobiné las imágenes de toda la mañana y de repente me vi a mí misma comiendo una magdalena en el bar donde habíamos tomado el café y otra imagen cogiendo la mano del niño para ir al parque. ¡Eran mis manos! Desde entonces tengo una verdadera obsesión por lavármelas. Tanto es así que, aún hoy, si algún día Joan y yo estamos solos y aprovechamos para comer un poco de queso, por ejemplo, no podemos pasar mucho rato sin lavarnos las manos. Si no lo hacemos nos da la sensación de que cada mano nos pesa más de un kilo.

Caso número 3. La enigmática diarrea

Este caso se nos presentó cuando Pau ya era un poco más mayor. El tema de las alergias lo llevábamos bastante bien. Leíamos las etiquetas y le dábamos esquinazo a la proteína de la leche, al huevo y a todo el amplio abanico de alergias que iban apareciendo. Un día tuvo diarrea. ¿Y qué? Todos los niños tienen alguna que otra vez. «Barriga sucia», que decían nuestras abuelas. De todos modos, un rinconcito de mi cabeza me decía que era un poco raro, porque Pau tiene muy pocas posibilidades de comer algo que empache, pero... En fin, cabía la posibilidad. Al día siguiente lo mismo... ¿Gripe intestinal? ¡No, imposible! No tiene fiebre ni pinta de estar enfermo. Tercer día, tercera diarrea. Las alarmas de alergia ya habían saltado, ¿pero a qué? Tocaba hacer de detective. Y eso significaba hacer un repaso de todo lo que había comido por orden de introducción, de más antiguo a más nuevo. Terminado el inventario, el resultado apuntaba hacia unas galletas incorporadas últimamente pero en apariencia inofensivas, ya que leímos otra vez los ingredientes y todos eran aptos. Pero a pesar de que ya no éramos unos inexpertos, aún no habíamos pasado de grado y hasta al cabo de unos días no nos fijamos en un ingrediente sospechoso: la lecitina. Este aditivo sirve para unir las mezclas de agua, aceite y grasa, retrasa el endurecimiento de los productos horneados y además suaviza la textura del chocolate. ¿Y de dónde se extrae? Pues de la soja o de la yema de huevo. ¡Huevo! ¡Pau es alérgico al huevo! Enigma resuelto. Fuera galletas, diarrea desaparecida.

 ¿Cómo podemos saber si la lecitina del producto que queremos utilizar proviene del huevo o de la soja?

Pues si en los ingredientes pone lecitina de soja, obviamente proviene de la soja, y si solo pone lecitina (E-322), es que proviene del huevo.

Podemos hallar lecitina en:

· Galletas.   · Chocolates.   · Hojaldres...
· Margarinas.   · Pasteles.
· Mayonesas.   · Leches infantiles.

Caso número 4. El secreto del teatro

En la escuela de Pau organizan muchas actividades extraescolares: fútbol, básquet, música, robótica, etc. Un año se quiso apuntar a teatro. El primer día ya llegó a casa tapado, pero no pudimos descubrir cuándo empezó a sentirse mal. Pasaron un par de semanas y ya quedó claro que siempre eran los viernes, el día de teatro, cuando regresaba a casa con problemas para respirar. De nuevo debíamos investigar. Lo primero que pensamos es que se iban al teatro a ensayar, y ya se sabe que los teatros se caracterizan por el polvo (sí, lo habéis acertado, también es alérgico a los ácaros): cortinas, suelos de madera, butacas tapizadas... Pero no, fui a hablar con la monitora y me dijo que no podía ser porque aún no habían pisado el teatro y que hasta ese momento habían ensayado en una de las clases de la escuela. ¡Glups! También me dijo que primero merendaban en el comedor de la escuela. Me fui a casa, totalmente desorientada. En principio, la clase no podía ser la culpable, ya que se pasaba todo el día en la escuela, todos los días de la semana, y solo los viernes sufría una reacción... Pues tenía que ser el comedor. Pensamos que quizá allí quedaban restos de partículas de la comida en el ambiente, o que tal vez su cuerpo reaccionaba ante algún producto de la limpieza, y decidimos que merendara en el patio. Pero no fue la solución. Ya estábamos por abandonar y decirle a Pau que no podía hacer teatro cuando, no sé muy bien por qué, fuimos a ver la clase donde ensayaban. Y... ¡oh! No era una clase cualquiera, era la que se utilizaba como comedor para los más pequeños. Podría estar pasando lo mismo que con el comedor de los mayores. Las monitoras optaron por cambiar de clase de ensayos y... ¡milagro!, el secreto se desveló y Pau pudo interpretar su primera obra de teatro.

Caso número 5. El difícil caso del jamón serrano

Una noche improvisamos una cena en casa de unos amigos que también tienen hijos. La madre, preocupada por el poco tiempo que tenía para preparar la comida, me preguntó qué quería que le hiciera a Pau. Yo le dije que estuviera tranquila, que nosotros ya llevaríamos jamón serrano y que sería suficiente con que le preparara un poco de pan con tomate. La noche fue perfecta. Cuando nos fuimos resulta que había sobrado un poco de jamón y nos lo devolvieron, y al día siguiente se lo pusimos en el bocadillo del desayuno. Al volver de la escuela nos dijo que no se lo había terminado porque le «picaba». «¿Cómo? ¡Si ayer comiste para cenar y no te pasó nada!» Misterio... Por la noche volví a pensar en ello, y de repente recordé que el jamón iba envuelto en papel film.

—Pau, ¿el jamón te lo envolvió la madre?

—No, lo hizo Guillem con el mismo plástico que tú le habías puesto.

—¡Yo no le puse plástico! ¡Era papel!

—¡Glups!, pues debía de ser del queso que ellos comieron...

¡Otro caso resuelto...!

8
¿No quieres caldo? Pues dos tazas

Desde que descubrimos la primera alergia alimentaria de nuestro hijo hasta hoy, le han ido apareciendo unas cuantas más, muchas de las cuales tras un pequeño susto. Y es que si lo eres a una cosa puedes serlo a muchas más, es decir, puedes ser multialérgico. Pau lo es.

· Alérgico a la proteína de vaca (APLV), o sea a la leche, al queso, al yogur, la carne de ternera y a todo aquello que contenga proteína de leche, suero de leche o ácido láctico; por lo tanto, no puede comer embutidos, pasteles, galletas, helados, chocolate…
· Huevo crudo, porque el cocido es lo único que ha podido superar.
· Legumbres (garbanzos, lentejas, judías, guisantes incluidos).
· Cacahuetes.

 Los cacahuetes no son frutos secos, ¡pertenecen a la familia de las leguminosas!

- Marisco.
- Pescado de roca.
- Piel de melocotón.

Y con menos intensidad a:
- Gatos y perros.
- Hongos de la humedad.
- Ácaros.
- La planta de Navidad (flor de Pascua, ponsetia).

Con esto quiero decir que si tenéis un alérgico en casa hay que estar siempre atento, porque puede suceder que aparezcan alergias nuevas o que las antiguas muten. También debéis tener en cuenta la reactividad cruzada entre alérgenos. ¿Qué es?

La reactividad cruzada es la que se produce cuando diferentes sustancias comparten la misma proteína y se puede dar el caso de que al ser alérgico a una también lo seas a la otra; en todo caso, estarás más predispuesto:
- Castañas, plátanos, aguacates, kiwis y látex.
- Cacahuetes y legumbres.
- Gambas, caracoles, escarabajos, ácaros y larva de *Anisakis*.
- Polen de abedul, manzana, melocotón, zanahorias y avellanas.

Debéis estar atentos también a los medicamentos y a algunas vacunas, no solo porque se pueda ser alérgico al mismo principio activo del medicamento, sino porque algunos, por ejemplo, pueden llevar huevo o lactosa.

La lactosa se usa como excipiente de los medicamentos, es decir, una sustancia auxiliar que ayuda a preparar el medicamento y que aporta solubilidad y un sabor muy atractivo.

Y la cosa no termina aquí: repasad el material escolar, ya que las pinturas, los rotuladores, las plastilinas, las colas o la cinta adhesiva pueden llevar gluten; y la tiza, caseína, que es una de las muchas proteínas de la leche de vaca.

 No me extraña que en clase no pare de estornudar... Entre la caseína de la tiza y los ácaros del aire acondicionado...

También hay que estar atentos a los productos de limpieza y a los cosméticos, porque pueden contener ingredientes con todo tipo de derivados. Para que os hagáis una idea de la problemática, os paso solo un pequeño extracto de la lista de alérgenos en los cosméticos:

Sustancias procedentes de la leche en los cosméticos
· *Calcium caseinate*: caseínas, complejos de calcio.
· Casein: caseínas.
· *Cream*: nata.
· *Diethylene tricaseinamide*: caseína.
· *Glycoproteins*: glucoproteínas, suero de leche.
· *Lac*: leche entera de vaca.
· *Lactis lípida*: lípidos, leche.
· *Lactose*: lactosa.
· *Milkamidopropyl amine oxide*: grasa láctea.
· ...

Sustancias procedentes del huevo en los cosméticos

- *Albumen*: clara de huevo.
- *Hydrolyzed albumen*: hidrolizado de proteína, clara de huevo de gallina.
- *Luteum ovi extract*: extracto de yema de huevo.
- *Phosphatidylcholine*: lecitinas, yema de huevo.
- ...

Sustancias procedentes del pescado y del marisco en los cosméticos

- *Ethyl Morrhuate*: aceite de hígado de bacalao.
- *Hydrogenated Fish Oil*: aceites de pescado hidrogenados.
- *Pisces*: extracto de cartílago de pescado.
- *Squalane*: tiburón.
- *Ostrea Shell powder*: polvo obtenido de la concha de la ostra.
- ...

Sustancias procedentes de los frutos secos en los cosméticos

- *Almondamidopropylamine oxide*: amidas, almendra.
- *Corylus avellana extract*: extracto de hoja de avellana.
- *Bertolletia excelsa*: nuez de Brasil.
- ...

Y también sustancias procedentes de las legumbres, los vegetales y las frutas. Una lista muy larga que podéis consultar en las webs de las asociaciones de alérgicos alimentarios.

 Hay botellas de plástico de Pepsi que están hechas con hojas de maíz y ramas, hojas y corteza de pino.

9
Las preguntas

Cuando tienes un hijo alérgico a muchos alimentos y hablas de ello con otras personas hay cuatro preguntas que no fallan nunca:

1. Ay, pobre, ¿y qué come, entonces?
Y a ti te entran ganas de responder: «De pobre nada, que come mucho mejor y más sano que otros niños de su edad porque no toma ningún producto envasado», pero claro, te reprimes, sonríes y respondes respetuosamente que hay muchos más alimentos a parte de los que tiene prohibidos.

2. Así pues, ¿no puede comer pan?... «¿Es alérgico al...? ¿Cómo se dice?»
Y tú le ayudas: «gluten», «Eso, eso... ¿es alérgico al gluten?». «No, no, señor, ¡mi hijo no es celíaco!», ¡precisamente lo único que no tiene es INTOLERANCIA al gluten! De todos modos, hay que tener mucho cuidado con el pan, ya que en la elaboración del pan de molde o de Viena, y en ocasiones también en la de las *baguettes*, se utilizan proteínas de la leche de vaca (PLV); y lo que es más grave para nosotros, que muchos de los dependientes de las panaderías no lo saben.

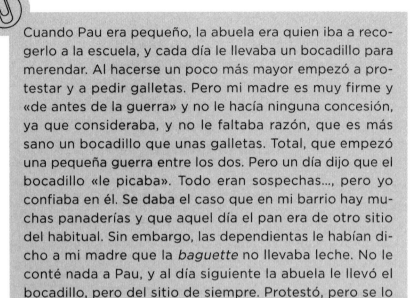

Cuando Pau era pequeño, la abuela era quien iba a recogerlo a la escuela, y cada día le llevaba un bocadillo para merendar. Al hacerse un poco más mayor empezó a protestar y a pedir galletas. Pero mi madre es muy firme y «de antes de la guerra» y no le hacía ninguna concesión, ya que consideraba, y no le faltaba razón, que es más sano un bocadillo que unas galletas. Total, que empezó una pequeña guerra entre los dos. Pero un día dijo que el bocadillo «le picaba». Todo eran sospechas..., pero yo confiaba en él. Se daba el caso que en mi barrio hay muchas panaderías y que aquel día el pan era de otro sitio del habitual. Sin embargo, las dependientas le habían dicho a mi madre que la *baguette* no llevaba leche. No le conté nada a Pau, y al día siguiente la abuela le llevó el bocadillo, pero del sitio de siempre. Protestó, pero se lo comió y no le «picó». Para estar segura del todo, otro día, sin que lo supiera, le di pan de la panadería sospechosa y, bingo, le picó...

Como podéis ver, nosotros le hemos dado muchas vueltas al tema del pan; además, hace ya algún tiempo un médico naturista nos dijo, al comentarle que a nuestro hijo no le gustaba mucho, que no era necesario obligarle, ya que en la actualidad la mayoría de pan que compramos está elaborado con masa prefabricada llena de aditivos, y además la harina blanca refinada no es muy buena para la salud de nadie, porque aumenta el colesterol y eleva el nivel de glucosa en la sangre, lo que sobreexcita a los niños (igual que las bebidas de cola, aunque en este caso sea por el azúcar que contienen).

A partir de entonces hemos dejado de obsesionarnos por que coma pan y buscamos más la calidad que la cantidad. Pan ecológico, integral de verdad (ya que la mayoría de panes integrales de las panaderías son de harina normal con un poco de centeno), o bien intentamos hacer pan en casa; es difícil, pero ¡merece la pena!

 A veces, para desayunar o merendar como pan con aceite y azúcar. ¡Me encanta!

Ingredientes procedentes de las proteínas de la leche de vaca que podemos encontrar en las masas de pan prefabricadas

Caseinato de sodio.
Caseinato de calcio.
Caseinato de potasio.
Caseinato de magnesio.
Hidrolizado proteico.
Caseína.
Suero láctico.
H-4511.
H-4512.
Albúmina de leche.
Lactoglobulina.
Lactosa (a pesar de que es una enzima, podría contener residuos de proteína de la leche de vaca).
Ácido láctico.

3. Es alérgico a la lactosa, ¿verdad?

¡Pues ha vuelto a fallar! No tiene ningún problema con la lactosa, y además no se es alérgico a la lactosa, ¡se es intolerante! «¿Intolerante?» Y aunque seguramente estés llegando tarde a algún sitio, le explicas la diferencia.

4. Y si no bebe leche, esto afectará a su crecimiento, ¿no?

Ahora lo tenemos mucho más fácil para responder a esta pregunta. Basta con presentarles a nuestro hijo, que ahora tiene quince años, mide 1,70 m y no ha bebido nunca leche de vaca. Pero reconozco que cuando tenía tres años era difícil demostrar que no tomar no representaba ningún problema.

El calcio se encuentra en muchos otros alimentos, como las verduras, la fruta, la soja, las sardinas, el salmón, el tofu, etcétera. El problema radica en su pérdida, que puede ser debida a varios factores: exceso de sal, falta de vitamina D, la celiaquía, que evita la absorción del calcio de los alimentos, etcétera. A pesar de ello, los pediatras siguen aconsejando la ingesta de leche a los más pequeños, ya que es más fácil que a los niños les gusten los lácteos que la verdura. Es una cuestión práctica. Igual que los rebozados para conseguir que se coman la carne y sobre todo el pescado sin que protesten. ¿Resultado? ¡Venga harina, venga gluten y venga huevo! Reconozco que como nosotros, lo de hacerlo fácil, nunca lo hemos podido practicar, no nos ha quedado otra que gastar saliva y hablarle como a un adulto, explicándole que los alimentos cocinados a la plancha o al horno son más sanos y que se nota más su sabor. Que el rebozado está bien para variar, pero ¡sin abusar!

10
Expertos en nutrición

No es lo mismo comer que alimentarse. A menudo no nos damos cuenta y seguimos la inercia. Inercia de comer lo que nos apetece aquí y ahora, inercia de comer cualquier cosa porque tenemos prisa, inercia de cocinar grandes cantidades tal como lo hacían nuestras madres o abuelas, que siempre sufrían por si pasábamos hambre, o inercia de no saber cocinar y comprar cosas preparadas, pero a lo largo de nuestra vida siempre hay un momento en que la dura realidad nos aparta de un codazo de esta inercia, y la alergia de nuestros hijos a los alimentos es uno de esos momentos.

¿Por qué? Pues porque la primera vez que nos ponemos a leer las etiquetas de los productos que compramos habitualmente nos damos cuenta de que no entendemos ni la mitad de lo que dicen. Pongamos, por ejemplo, los ingredientes de unas de las galletas más habituales y de las primeras que comen los niños, las galletas María.

Ingredientes presentes en las etiquetas de las galletas María (Fontaneda)

Harina de trigo, azúcar, grasa vegetal (antioxidante E-320), jarabe de glucosa y fructosa, suero de leche en polvo, gasificantes (bicarbonatos de sodio y de amonio), sal, agente de tratamiento de la harina (metasulfito sódico), emulgente (lecitina de soja) y aroma.

Lo analizaremos solo desde el punto de vista de los alérgicos y no entraremos de momento en temas controvertidos como los peligros que pueden representar los aditivos para nuestra salud:

· **Harina de trigo**: ningún problema si no eres celíaco.
· **Azúcar**: ningún problema si no eres diabético.
· **Grasa vegetal** (antioxidante E-320): aquí ya nos hemos atascado. Por un lado: grasa vegetal, pero ¿de qué vegetal? ¿Por qué no lo especifica? De entrada, la palabra *vegetal* nos da buen rollo, pero el hecho de que no indique de dónde proviene nos avisa de que no debemos confiarnos: también son vegetales el aceite de coco y el de palma y están cargados de grasas saturadas no muy aconsejables. Por otro lado, el aceite vegetal también podría proceder del aceite de cacahuete; ¿y si le tenemos alergia? Y seguimos: el antioxidante E-320, ¿qué es? Pues los antioxidantes son aditivos que se utilizan para conservar el aspecto, el color y el sabor de los productos, ya que cuando entran en contacto con el oxígeno se estropean. Al oxidarse, las grasas se vuelven rancias, y por esto es necesario añadirles el antioxidante, en este caso el E-320. Este antioxidante en concreto es el butilhidroxianisol, un aditivo artifi-

cial proveniente del petróleo que, aunque esté dentro de la normativa, a menudo se ha considerado como peligroso, o al menos evitable, y en algunos casos es responsable de alergias. Fijaos en todo lo que hemos averiguado, ¡y solo estamos en el tercer ingrediente! ¡Aún nos quedan siete más!

- **Jarabe de glucosa y fructosa:** ¿Más azúcar? También se puede ser intolerante a la fructosa...
- **Suero de leche en polvo:** si eres alérgico a la proteína de la leche no sigas leyendo, porque ya no puedes comer estas galletas.
- **Gasificantes** (bicarbonatos sódico y amónico): son productos químicos que actúan como la levadura y sirven para esponjar la masa y hacerla crecer. No se les considera nocivos para la salud, pero también puedes tenerles alergia.
- **Sal:** en principio ningún problema.
- **Agente de tratamiento de la harina (metasulfito sódico):** otra cosa que ignoramos. Se trata del aditivo E-223, un conservante químico también dentro de la normativa pero considerado responsable de efectos adversos y de alergias. (Hay personas alérgicas a los sulfitos...)
- **Emulgente (lecitina de soja):** probablemente no sabes qué es un emulgente, pero si no eres alérgico a la soja, pues te lo comes.
- **Aroma:** ¿cuál? Porque los aromas también son aditivos que pueden ser naturales o sintéticos, de modo que nos hallamos ante el mismo caso de las grasas vegetales que hemos analizado más arriba. Podemos ser alérgicos al producto natural de origen o alérgicos al producto artificial resultante.

¿Os habéis dado cuenta de que casi todos los ingredientes nos han generado dudas? ¿Qué significa todo esto? Pues que los alérgenos también están presentes en los alimentos en forma de aditivos, y que si tenemos un alérgico en casa, casi nos tenemos que convertir en expertos en nutrición, ya que no tan solo debemos leer siempre, repito, siempre, las etiquetas, sino que además debemos saber de qué demonios nos informan sobre los ingredientes.

¿Qué es un aditivo alimentario?

Es cualquier sustancia, natural o sintética, que se añade a los alimentos o a las bebidas con un propósito tecnológico, es decir, para que se conserven mejor, para mejorar sus características organolépticas o para facilitar su proceso de elaboración.

Hay de muchos tipos: emulgentes (ayudan a realizar mezclas imposibles de líquidos), conservantes, antioxidantes, potenciadores de los sabores (como el glutamato), colorantes, edulcorantes, agentes aromáticos...

Cuando he insistido en que siempre, siempre, debemos leer las etiquetas quizá hayáis pensado que soy una exagerada, pero no es así. Muy a menudo, los fabricantes cambian los ingredientes sin avisar. Te puede pasar que después de haber estado comprando durante meses, o incluso años, unas determinadas galletas, un día relees los ingredientes y te encuentras con la sorpresa que le han añadido un ingrediente prohibido para vosotros o bien la temible leyenda de «Puede contener trazas de...». La primera vez que te pasa dudas de ti mismo y te preguntas: ¿cómo puede ser que no me diera cuenta la primera vez que las compré? Pero cuando esto te sucede más de una y de dos veces ya no dudas: lo compraste porque esto no estaba, y se lo han añadido después.

Una señal de alerta para vosotros deben ser los cambios en el envase del producto. Una foto o un texto nuevos son un indicio de que algún ingrediente puede haber cambiado. A nosotros nos ha pasado tres veces con dos marcas distintas de bebidas de soja y con unas galletas.

Y siguiendo con la apasionante lectura de las etiquetas, a menudo os encontraréis con el texto que hemos mencionado antes, el «Puede contener trazas de...», que para nosotros, los alérgicos, es como una maldición. ¿Por qué? Pues porque exime a los fabricantes de cualquier responsabilidad y deja en nuestras manos la decisión de dar o no este alimento al alérgico, a pesar de que aparentemente los ingredientes sean aptos para él. Nuestra lucha debe estar encaminada a hacer desaparecer esta nota de las etiquetas y a sustituirla por la información exacta y veraz de los alérgenos que contiene cada producto.

 En una ocasión en una etiqueta de un turrón de Jijona leímos lo siguiente: «Puede contener trazas de derivados de pescado». ¿Pescado?

 Lo veis como se deben leer las etiquetas, ¡están llenas de sorpresas!

En el camino para alcanzar mi categoría de «experta» en nutrición, empecé a preocuparme por los alimentos transgénicos, rodeados por la polémica entre los partidarios del sí y del no. De entrada, a mí eso de la modificación genética, es decir, la manipulación de la naturaleza, no me hace mucha gracia; tengo la sensación de que jugar a ser Dios debe conllevar, por fuerza, alguna consecuencia. De hecho, una de las razones de quienes están en contra es la imposibilidad de predecir los efectos de estos cambios en las futuras generaciones.

Organismos modificados genéticamente (OMG)

Son organismos a cuyo genoma se le han incorporado genes de otros organismos, o bien se le han modificado sus propios genes.

Por lo que respecta a los alérgicos alimentarios, debemos plantearnos qué podría pasar cuando a un alimento apto para nosotros se le incorpora un gen de otro alimento que no podemos ingerir; seguramente, nada bueno. Los alergólogos advierten que el futuro nos deparará nuevas alergias.

Y ¿cómo las evitamos? No lo tenemos nada fácil. Por un lado, la mayoría de los alimentos transgénicos que hay en el mercado son piensos para animales, o sea, que bien podría ser que la carne que nos estamos comiendo ya los contenga, y por otro, los destinados a consumo humano solo deben especificarlo en la etiqueta si superan el 0,9 por ciento…

A estas alturas ya tenéis muy claro que la labor de los padres de un hijo alérgico alimentario no es nada fácil, pero las barreras que nos encontremos por el camino no nos pueden detener; al contrario, deben motivarnos a aprender todo aquello que podamos sobre alimentación, nutrición, restauración, cocina y, obviamente, sobre las alergias.

11
Conviértete en chef

Todos los padres sabemos que cuando en una casa llega un hijo cambian muchas cosas. Una de ellas es el rigor en las comidas. Quizá antes estabas acostumbrado a comer a menudo fuera de casa, quizá demasiadas veces cenabas platos precocinados o eras el rey de las latas porque no tenías ni idea de cocinar. Y tienes que ponerte las pilas. Tienes que aprender a hacer calditos, a preparar platos equilibrados e incluso algún guiso. Sin embargo, a medida que los hijos se van haciendo mayores puedes bajar un poco la guardia, y de vez en cuando sales a comer a algún *fast-food*. Pues bien, si tienes un hijo alérgico el rigor debe ser más firme, y nunca, jamás, podrás ir a un McDonald's; por tanto, debes activar tus recursos para que pueda tener incentivos a la hora de comer. Y para eso debes convertirte en chef.

En nuestro caso, el chef es el padre. Antes de que naciera «la criatura», él había hecho algún experimento esporádico cuando venían invitados a casa o en aniversarios familiares. Su madre, de ascendencia alemana, le había transmitido recetas de la abuela, sobre todo de pasteles. A mí, o sea la madre, más que cocinar, me ha gustado siempre probar cosas nuevas. O sea que unimos nuestros esfuerzos: él investigaba cómo llevar a la práctica recetas que ya conocía pero sin utilizar leche, ni mantequilla, ni huevo, y yo buscaba en los libros de cocina primero, y más adelante en blogs de internet, platos donde no apareciesen estos productos.

Así hemos aprendido a hacer repostería «sin», como por ejemplo el bizcocho con yogur de soja, la tarta de manzana o las magdalenas... Hemos aprendido que se puede poner aceite en lugar de mantequilla, que el zumo de naranja sustituye perfectamente al huevo en los rebozados, y que muchos platos tradicionales de nuestras madres o abuelas son compatibles con estas alergias, como por ejemplo el conejo o el pollo asado de toda la vida.

Algunos sustitutos del huevo:
- Zumo de naranja.
- Harina de garbanzo (50 por ciento agua/50 por ciento harina, para los que no sean alérgicos a las legumbres).
- Harina de maíz (50 por ciento agua/50 por ciento harina).
- Semillas de lino molidas.
- Plátano bien maduro triturado (para pasteles).
- Leche vegetal (para hacer mayonesa).

Esto me trae a la memoria una anécdota de cuando Pau tenía ocho o nueve años. Habíamos salido de fin de semana y estábamos cenando en un restaurante. De la carta, él pidió caracoles de primero y manitas de cerdo de segundo. ¡Platos de toda la vida! ¿Os podéis imaginar la cara de la camarera? A esta edad todos los niños piden macarrones y pollo empanado. Aunque del tema de las salidas y de los restaurantes hablaremos más adelante, aquí lo que quiero remarcar es que a nosotros, padres de un niño alérgico alimentario, no nos hace falta limitarnos a menús infantiles o al socorrido rebozado para que se coman la carne o el pescado con mayor facilidad. Debemos ser atrevidos y tratarlos como adultos; al fin y al cabo, ellos, a causa de su limitación, crecen y se hacen responsables más temprano. Y como estará bueno, se acostumbrarán en seguida.

 ¡Me encanta cuando mi padre cocina *sushi* o guacamole!

A través de experimentos e investigaciones también hemos descubierto la cocina oriental, que en esencia utiliza la soja, el arroz, el pescado y las verduras, así como la cocina mejicana, con sus nachos y sus tortitas de maíz. Y últimamente también la cocina y la repostería veganas, ya que como su filosofía indica no utiliza ningún producto animal y, por tanto, nos ayuda mucho a los que somos alérgicos a la leche o al huevo, enseñándonos a hacer croquetas «perfectas» con quinoa y unos *muffins* que están para chuparse los dedos.

Gracias a esta actividad culinaria, en principio forzada, pero ahora agradablemente vivida con intensidad, hemos adquirido más conciencia a la hora de comer sano. No es que antes comiésemos mal, ya que de nuestros padres hemos heredado lo que se conoce como «cocina mediterránea», o más concretamente «cocina catalana», pero sí es cierto que, en ocasiones, quizá por falta de tiempo o por capricho, hacíamos muchas excepciones. Evidentemente, ahora no podemos hacerlo y no nos sabe nada mal; al contrario, estamos muy agradecidos. Hay padres que en un intento desesperado de normalizar la vida alimentaria de sus hijos alérgicos se afanan en buscar productos parecidos a los que llenan las estanterías de los supermercados, pero sin los alérgenos que nos afectan a nosotros. Pero creo que es un error. ¿Por qué no aprovechar la ocasión y ahorrarles el consumo, por ejemplo, de snacks o de bollería industrial, repletos de grasas saturadas? ¿Por qué no aprovechar para aprender a hacer galletas en casa, e incluso, por qué no aprender a hacerlas con azúcar de caña y harina integral, que además de ser más sabrosas serán más sanas? Nosotros hemos optado por esta opción, y estamos satisfechos. Nos hemos informado sobre los productos de proximidad, los productos ecológicos, las grasas trans o hidrogenadas y también los transgénicos.

Las grasas trans o hidrogenadas son el resultado de inyectar hidrógeno al aceite vegetal líquido (normalmente aceite vegetal de baja calidad, mucho más económico) para que se convierta en sólido. Así se obtiene, por ejemplo, la margarina, de forma que este aceite se convierte en grasa saturada sólida nociva para nuestro organismo. Por eso es importante utilizar margarina NO hidrogenada.

Hemos aprendido la importancia que puede tener una buena alimentación en el proceso de sanación de enfermedades, o que algunos alimentos como el tomate o el marisco contienen mucha histamina y que pueden provocar migrañas (recordad que la histamina es la sustancia responsable de todas las reacciones alérgicas). En fin, quiero decir que nuestra elección ha sido la de optar por el camino más natural, y casi siempre comemos lo mismo los tres. Sus abuelos y tíos también hacen lo mismo, aunque en su caso es por solidaridad. De todos modos, hacemos algunas excepciones, ya que también está bien que se acostumbre de pequeño a ver cómo la otra gente come cosas que él no puede comer.

Vivirá constantemente con ello, y por tanto debe aprender a convivir con sus limitaciones y a aceptarlas.

 Consejos para cocinar cuando tienes en casa a un alérgico a los alimentos y estás cocinando platos con posibles alérgenos:

· Lavarse las manos tras cada paso.

· No mezclar los utensilios. Utilizar uno para cada cazuela.

· No cocer a la vez alimentos con y sin alérgenos, para evitar las salpicaduras y para evitar el vapor de las ollas.

· En la plancha, freír siempre primero la comida del alérgico.

 Y ahora os paso la receta de una versión mía de *sushi*.

Sushi nori de jamón

Ingredientes (para cuatro personas):

Para preparar el arroz
· 150 gramos de arroz redondo.
· 280 gramos de agua para hervir el arroz.
· 4 cucharadas de vinagre de arroz.
· 2 cucharadas de sal.
· 1 cucharada de azúcar.

Para el relleno
· 4 hojas de alga nori.

· 150 gramos de jamón de jabugo cortado muy fino.
· 1 zanahoria.
· 1 pepino.
· 1/4 de pimiento rojo.
· 5 gramos de *wasabi* (rábano japonés).
· 2 cebollas.
· 150 gramos de azúcar o 1 vaso de vino dulce u oporto (opcional).
· Aceite.

Es imprescindible usar una pequeña persiana de madera para enrollar el *sushi*. La podéis encontrar en las tiendas chinas.

Preparación del arroz
Lavad el arroz con agua fría hasta que esta salga transparente. Calentad el agua en una olla que se pueda tapar herméticamente, y cuando empiece a hervir incorporad el arroz y tapadla. Dejad que hierva a fuego fuerte durante tres minutos, y pasado este tiempo apagad el fuego y dejad la olla tapada siete minutos más. Ahora ya podéis destapar la olla, pero debéis dejar reposar el arroz otros diez minutos; en total, el proceso habrá durado veinte minutos. Paralelamente, calentad cuatro cucharadas de vinagre de arroz con dos de sal y una de azúcar, y una vez arranque el hervor removed bien los ingredientes. Este líquido se debe mezclar con el arroz justo cuando se llegue al minuto veinte del proceso (hacedlo con un palillo japonés). Retirad el arroz, ponedlo en otro recipiente y dejadlo en la nevera. Es importante que esté frío, o si no los rollitos de nori no os quedarán bien.

Preparación del sushi *nori*
Pelad las cebollas, cortadlas bien finas y echadlas en una sartén con un poco de aceite que habréis calentado a fuego fuerte.

Pasados un par de minutos podéis incorporar los 150 gramos de azúcar o el vino dulce u oporto, al gusto. Una vez recupere el hervor, bajad el fuego, tapad la paella y dejad que se cocine todo lentamente durante un buen rato hasta que la cebolla esté caramelizada. Una vez terminado el proceso, reservarla hasta que se enfríe.

Pelad la zanahoria, lavad las verduras y cortadlo todo en tiras largas y finas. Poned un poco de *wasabi* en un platito. Ahora toca el ritual de hacer los rollitos de nori, y digo ritual porque es importante seguir los pasos al pie de la letra, como si se tratara de una ceremonia religiosa. Coged una lámina de nori y colocadla encima de la persianita para hacer los rollitos, con la parte mate mirando hacia vosotros. Mojaos los dedos con agua, coged un poco de arroz y esparcidlo por la mitad superior de la lámina de nori; yo procuro hacer una capa fina. Coged una tira de zanahoria, una de pimiento y una de pepino y colocadlas encima del arroz de forma horizontal (es importante que salgan por los lados de la lámina). Coged un poco de *wasabi* y pasadlo por encima de las verduras.

El *wasabi* es un picante japonés muy fuerte; por tanto, no os paséis con la cantidad. Yo pongo muy poco, solo para que le dé un poco de sabor.

Coged también cuatro o cinco tiras de jamón y colocadlas encima de las verduras. Ahora es el momento de hacer el rollito: mojad la mitad inferior de la lámina de nori que ha quedado sin arroz, coged la parte superior de la lámina junto con la persiana y dadle vueltas, procurando comprimir todo el contenido.

Tenéis que darle forma de rollito. Reservadlo un ratito hasta que se seque la lámina de nori. Así adquirirá más consistencia y podréis cortar el rollito sin que se rompa. Seguid el mismo procedimiento con las hojas de nori restantes. Una vez hechos los cuatro rollitos, hay que cortarlos. Para esta operación es importante disponer de un cuchillo muuuy afilado y es recomendable mojar un poco la hoja en el momento de realizar los cortes. De cada rollito se sacan entre seis y ocho porciones, según el grosor que se desee. Colocadlos en una bandeja y con una cucharita ponedles por encima la cebolla confitada.

Acompañadlos con unas terrinas de salsa de soja para mojar cada rollito de nori antes de llevarlo a la boca.

 ¡Mmmmmm!

12
Empieza la escuela.
¿Lo dejamos a comer?

Una familia con un niño alérgico no es distinta a las otras; seguramente consta de un padre que trabaja, una madre que también y quizá de un hermano mayor o más pequeño que va a la escuela. Sus problemas logísticos son los mismos: compaginar horarios de padres e hijos para poder gestionar debidamente un día cualquiera de la semana. Ya sabéis todos que en este país las medidas de conciliación familiar no están muy avanzadas, ni por parte de las empresas ni tampoco de las Administraciones, y que nosotros los padres debemos hacer todo lo posible para gestionar el tiempo entre el trabajo, la familia y un minúsculo rinconcito para nosotros mismos. Así es que muchos de nosotros optamos por dejar a nuestros hijos a comer en la escuela, ante la imposibilidad de que alguno de los dos tenga suficiente tiempo al mediodía para recogerles, prepararles la comida y llevarles de nuevo a la escuela.

Pero ¿qué sucede cuando el niño o la niña tienen alguna alergia alimentaria? Pues que suenan las alarmas y el miedo entra en escena. Los padres se asustan pensando que el comedor de la escuela no es suficientemente seguro y que no podrán proteger a su hijo y, por otro lado, algunas escuelas también se asustan y se niegan a acoger a los niños alérgicos en sus comedores. ¿Cómo solucionarlo? Debéis saber que en España el comedor escolar es un servicio, no un derecho (a excepción de los alumnos que se desplazan), y que, por tanto, el comedor escolar puede ser explotado por la misma escuela, por asociaciones de padres y madres de alumnos, por Administraciones locales o consorcios públicos, etcétera, que a la vez pueden contratar empresas de *catering*. Muchas escuelas están concienciadas en esta cuestión, pero otras no, y por eso os podéis encontrar con algún rechazo.

De entrada, si tenéis que dejar al niño a comer, nuestro consejo es que busquéis una escuela que tenga comedor propio. De este modo podréis estar diariamente en contacto con los cocineros, les podréis explicar cara a cara cada una de las alergias, podréis comentarles sin demora cualquier cambio que se produzca y podréis llevar productos a las cocineras vosotros mismos. Es decir, tendréis una relación directa y esto os dará más confianza, porque si surge algún problema lo podréis comentar el mismo día y podréis encontrar rápidamente una solución.

 Yo me he pasado once años llevando cada mes a la escuela unas natillas, para tener contento a mi hijo el día que todos comían flan. Pero además de que facilitaba el trabajo a la cocina, yo me quedaba tranquila habiendo elegido la marca que sabía que no le sentaba mal.

Elijáis la escuela que elijáis, lo primero que debéis hacer es informar a la dirección de vuestra problemática, para que se lo comuniquen a su personal. A pesar de ello, procurad hablar directamente vosotros con el tutor, los cocineros y los monitores, porque de este modo os conocerán y tendréis información de primera mano. Preparad un documento con el listado de todas las alergias. Preferiblemente hacedlo con el ordenador, así podréis sacar o añadir alimentos y porque cada año tendréis que imprimir, como mínimo, un par de copias. Este documento debe incluir una descripción de los síntomas (específicamente de vuestro hijo) y del tratamiento a seguir en caso de reacción. Anotad sobre todo los teléfonos de casa, del trabajo y los móviles, y también los de toda la familia: padres, abuelos, tíos… Debéis estar SIEMPRE localizables, y cuanta más información mejor. En nuestro caso, este documento fue ampliándose a medida que Pau se hacía mayor, ya que íbamos incorporando nuevas alergias; por eso nos resultó muy útil el contacto directo con la cocina, ya que les íbamos poniendo al día de todo lo que descubríamos, a la vez que ellos nos podían contar las sorpresas con que se iban encontrando. Si queréis partir de una plantilla ya hecha, la asociación Immunitas Vera dispone de ellas en su web.

 Immunitas Vera, con sede en Cataluña, es una de las asociaciones de alérgicos alimentarios y al látex donde encontraréis mucha ayuda.

Hasta aquí si todo va bien, pero podría ser que no fuera tan fácil y que os encontrarais con muchas trabas, como por ejemplo que la dirección de la escuela no se quiera implicar aduciendo que el servicio de comedor es ajeno a sus funciones, o que la empresa de *catering* o quien explote el servicio de comedor no quiera hacerse cargo excusándose en la seguridad del niño, o incluso puede pasar que entre dirección, cocina, administración, etcétera, no halléis un interlocutor que se haga responsable de vuestras demandas. En este caso podéis apoyaros en las asociaciones, ya que ellas os ofrecerán ayuda y soporte para que sensibilicéis a la escuela. Además, en la web del Ministerio de Educación tenéis a vuestra disposición el «Documento de consenso sobre recomendaciones para una escolarización segura del alumnado alérgico a alimentos y/o látex», por si se lo queréis pasar. De este modo, muchas familias han logrado acuerdos que van desde conseguir un menú especial para el alumno hasta que la escuela permita que los padres le lleven su propia comida en una fiambrera, proporcionándoles además un microondas exclusivo para el niño, con lo cual se evitan posibles contaminaciones.

Nosotros tuvimos suerte, ya que desde el primer momento en la escuela nos apoyaron y nos ofrecieron su colaboración; a pesar de ello, los problemas son inevitables: contaminaciones y/o confusiones en la cocina, desconocimiento de algunos monitores, interacción con otros niños o situaciones que nadie había previsto. Una de estas situaciones nos sorprendió muy pronto, ya que por norma cada miércoles Pau tenía problemas. Lo primero que pensamos es que los miércoles pintaban y que las pinturas debían contener algún alérgeno. Pero no era así. Lo que sucedía era que ese día cocían legumbres y el vaho que quedaba suspendido en el aire del comedor le afectaba tanto que durante toda la tarde se quedaba muy tapado de pulmones y le costaba respirar. Ahora nos parece muy evidente que a Pau le afectase tanto la inhalación del vaho de una olla enorme, pero cuando él tenía tres añitos nosotros éramos unos principiantes y el episodio nos supuso un caso más de investigación. No hubo más remedio que hacerle comer en una clase bien alejada de la cocina. Pobrecito… Aunque a menudo le acompañaban otros alumnos, esto incrementaba su «diferencia».

Un día, cuando nuestro hijo ya era un poco más mayor, hicimos un gran pacto, un pacto de sangre. Y es que le hicimos prometer que en cuestiones de comida nunca, jamás de los jamases, nos diría una mentira. Que no valía decir «me pica» simplemente porque una comida no le gustaba, ya que él se estaba jugando mucho. Si lo hacía nadie confiaría en él, y un día que fuera verdad podría verse obligado a comerlo. A pesar de ello, en alguna ocasión incluso yo había desconfiado un poco de él; ya os he contado en un capítulo anterior como ante la duda del pan hice pruebas sin que él lo supiera, y no solo con el pan, también con la verdura que había comprado preparada, pero para mi satisfacción él tenía razón. Gracias a esto le he podido dar todo mi apoyo sin ninguna objeción cuando en el comedor de la escuela se han producido episodios dudosos. Los monitores no siempre están bien informados sobre las alergias, y cuando has conseguido hacerles un cursillo acelerado, entonces va y los cambian. No es que no les entienda, ya que a mí también me ha pasado, lo que sucede es que ante la duda nunca se debe forzar a un niño alérgico alimentario a comer alguna cosa que él no quiere. El riesgo de equivocarse es demasiado alto. Por tanto, otra de las tareas de los padres es enseñar a los cuidadores que deben confiar en estos niños, unos niños que de forma obligada son más responsables que el resto, y que en la mayoría de los casos saben más sobre alergia que quienes están a su alrededor.

13
La llamada

Estás trabajando tranquilamente, bueno, quizá no tan tranquila, falta poco para tu hora de ir a comer y oyes «la llamada» del móvil, lo coges y ves en la pantalla «Escuela». El corazón se te sube a la garganta, y mientras descuelgas rezas para que no le haya pasado nada a tu hijo. Si no ha sido nada importante y el monitor es experimentado, lo primero que te dice es que el niño está bien, pero que... Hasta aquí es lo mismo para todos los padres del mundo, pero si este niño o niña es alérgico a los alimentos esta «llamada» a la hora de comer se repite demasiadas veces. El niño está bien, pero tal o cual comida le ha picado en la garganta (esto en el mejor de los casos) o el niño ha vomitado, o al niño le han salido manchas rojas por todo el cuerpo o, mucho peor, la voz del monitor es entrecortada y te dice: «nos hemos EQUIVOCADO y le hemos dado hamburguesa de ternera en lugar de la de pollo, y dice que le duele el pecho y que no puede respirar...». ¡Ay! Quizá estés en medio de la calle y con el ruido de los coches te cuesta entender las palabras, el corazón que tenías en la garganta está a punto de estallar, la vista se torna borrosa y querrías darle un cachete al monitor, pero como no lo tienes delante, respiras hondo y piensas: lo que debo hacer es controlarme y pedir que me dejen hablar con mi hijo. Y tienes razón, porque primero debes tranquilizarlo, y el mejor modo es con tus palabras (por eso tu voz debe darle seguridad, y solo podrás hacerlo si antes te has calmado), y segundo porque al oírlo hablar sabrás si le falta mucho o poco aire, si está muy asustado o poco, le podrás preguntar todos los síntomas que tú y él ya sabéis, y a medida que se vaya haciendo mayor le tendrás aún más confianza y él mismo te dirá si es muy grave o no. Después vuelve a hablar con los monitores y pregunta si ya le han administrado el Ventolín, y si no lo han hecho indícales cómo deben hacerlo. Si crees que es leve, coge un taxi y ve a buscarlo al colegio. Si ves que es grave y estás lejos, llama a algún familiar que pueda llegar antes que tú y quedad en encontraros en el hospital. Si crees que es gravísimo, y créeme, lo sabrás, diles que le pongan la adrenalina y que lo lleven al hospital, que tú ya vas para allá. Y sobre todo, cuando te reencuentres con tu hijo no te muestres angustiado ni preocupado, porque empeorarías la situación, hazle saber que los médicos saben cómo curarlo y que pronto estará bien. ¡Ah!, y la «bronca» a los monitores déjala para el día siguiente, te explicarás mejor; piensa que este discurso explicando la importancia de ser especialmente cuidadoso con las alergias en el comedor deberás hacerlo muchas veces, puesto que los monitores suelen ser un sector muy cambiante. ¡Ah!, y ante todo que el niño no esté presente; solo hace falta que le digas que ya has hablado con ellos y que todo está «controlado». Él —como todos— necesita vivir seguro.

Recordad, en la escuela debéis dejar un documento con la lista de todas las alergias de vuestro hijo o hija, donde consten los síntomas que suele tener y el tratamiento que debe recibir. También tenéis que incluir vuestros teléfonos. Además, el colegio debe disponer siempre de un estuche con un broncodilatador y adrenalina, y en la mochila del niño debe haber como mínimo otro broncodilatador, por si acaso.

14
«¡No se ha comido ni una patata frita!»

Recuerdo que cuando empezó a ir al parvulario, los padres llevaban una tarta o un bizcocho el día del cumpleaños de sus hijos, y claro, Pau no podía comer nada. Quedé con la maestra que dejaría en la clase un paquete de galletas de las suyas para que no se sintiera mal y también pudiera celebrarlo. Al año siguiente, unas madres se enteraron de las alergias de Pau. Yo no había dicho nada porque pensaba (y pienso) que el chico debía acostumbrarse a sus limitaciones, vigilarle pero no sobreprotegerle, para que aprendiera a convivir con normalidad con sus alergias y con las personas que no las tienen. Pues bien, estas madres me preguntaron qué podía comer Pau para llevar alguna cosa a la clase de la que él también pudiese disfrutar. ¡Me hicieron tan feliz! Desde entonces, cuando había celebraciones en la clase o fuera, los padres y también los profesores y los monitores nos preguntaban qué le podían dar. La verdad es que nos sentimos muy agradecidos con todos ellos.

«¡No se ha comido ni una patata frita!» era lo que nos decían, alucinados, los padres cuando le dejábamos ir solo al aniversario de sus amigos. «Nos ha dicho que esta marca no la había probado nunca, y no ha cogido ni una.» Cuando Pau decía esto solo tenía cinco o seis años, y yo me sentía muy orgullosa de su reacción y me daba mucha seguridad, ya que podía confiar en él. El médico alergólogo ya nos lo dijo en nuestra primera visita: «No deben preocuparse por si su hijo comerá tal o cual cosa cuando ustedes no estén, porque él tomará conciencia muy pronto; deben preocuparse por la gente mayor que le rodee, ya que a veces tienden a pensar que no hay para tanto». Y así era y así es: le preparamos su merienda, no come ni toca nada que no conozca e intenta evitar el contacto de manos llenas de pasteles «asesinos». Y el resto ya se sabe: ¡jugar, jugar y jugar! Cabe decir que desde que Pau empezó a hablar hemos ido conversando a menudo sobre sus alergias y sobre lo que podía y no podía comer. Y ya hemos dicho antes que en lo referente al comedor de la escuela habíamos hecho un pacto de sangre de no decir nunca mentiras. Pero no quiero otorgarme muchos méritos, ya que el hecho de encontrarse mal cuando ha comido alguna cosa no apta ha sido determinante para su conducta.

 Cuando era más pequeño e íbamos al Happypark, en muchas ocasiones en vez de dar tarta daban huevos Kinder que yo no podía comer, pero igualmente me lo quedaba porque después mis padres me lo abrían y yo jugaba con el juguete de su interior.

Otro momento importante en la vida de un niño alérgico es la celebración de su cumpleaños. Los padres de niños alérgicos debemos ser imaginativos, y nosotros lo hemos celebrado de distintos modos. A parte de las patatas fritas y los bocadillos, que como es natural estaban elaborados únicamente con embutidos aptos, también hemos preparado una fiesta pirata con un tesoro lleno de caramelos aptos, un pastel de chucherías, una chocolatada con churros y también distintos pasteles hechos por nosotros; sin leche, evidentemente.

 Os paso la receta de la primera tarta que hice para Pau. Era su primer aniversario, y tenía que conseguirlo como fuera. Este bizcocho es la base, que después podéis decorar como queráis: cubriéndolo con chocolate o azúcar glas, o rellenándolo con mermelada. ¡Vosotros mismos!

Tarta de cumpleaños o bizcocho con yogur de soja

Ingredientes:
Utilizaremos el envase vacío del yogur como medida de las dosis de aceite, azúcar y harina.

· 1 yogur vegetal de soja.
· 1 piel de limón.
· 50 gramos de piñones.
· un pellizco de canela (no es imprescindible).
· 4 huevos (en lugar de los huevos podemos poner el zumo de dos naranjas).
· 1 envase de yogur de aceite de oliva.
· 3 envases de yogur de azúcar.
· 3 envases de yogur de harina (o harina sin gluten).
· 1 sobre de levadura en polvo (o levadura sin gluten).

Precalentamos el horno a 180 °C. Rallamos la piel del limón y la mezclamos con el azúcar, una pizca de canela y el yogur de soja. Sin dejar de remover incorporamos los huevos (o el zumo de naranja), el aceite y, finalmente, la harina mezclada con la levadura.

Pringamos con aceite un molde redondo que pueda ir al horno, le echamos un poco de harina para que no se nos pegue la tarta y le incorporamos la masa. Esparcimos por encima los piñones y un poquito de azúcar, bajamos la temperatura del horno a 160 ºC y ponemos el molde durante 40/50 minutos (según el horno).

 Y ya os lo podéis comer.

 Bueno, ¡primero dejad que se enfríe!

15
Sé valiente. Debes dejarle volar

Después de todo lo que hemos dicho sobre el problema que supone que los niños alérgicos alimentarios se queden a comer en la escuela, quizá penséis que ¡ni hablar de ir de colonias! Pues sí. Colonias sí. Porque para nosotros siempre ha sido muy importante que Pau no deje de hacer ninguna actividad por culpa de la alergia, aunque ello suponga más trabajo, más imaginación y más riesgo. No queremos que nuestro hijo crezca acobardado e inseguro, queremos que aprenda a conocer sus limitaciones para que pueda llegar a ser independiente. Queremos que aprenda a volar solo, al igual que el resto de niños y niñas. Sin embargo, lo que no podemos negar es que el riesgo aumenta, por lo tanto debemos conseguir, por una parte, que él esté muy concienciado, y por la otra, blindar su entorno. El segundo punto es más difícil, porque aunque estés rodeado de personas con muy buena voluntad pocas de ellas están preparadas profesionalmente en temas de alergias.

Preparativos para ir de colonias con la escuela:

· Asistir a la reunión previa, como todos los padres, pero evidentemente prestando especial atención al tema de las comidas.

· Hablar individualmente con los monitores del grupo de vuestro hijo. Informadles y entregadles el protocolo de actuación en caso de reacción alérgica, el mismo documento que ya habréis preparado para el comedor donde figuran las distintas alergias, los síntomas, el tratamiento y los teléfonos (si, como sucede en nuestro caso, lleváis muchos años en la misma escuela, todos ya le conocerán, pero aun así no dejéis de recordárselo, ya que siempre queda algún agujero negro).

· Recomendadles que busquen alguna alternativa a los típicos juegos de colonias o de las gincanas como son los de romper huevos en la cabeza, poner la cara en un bol de harina o chocolate, esconder garbanzos por el cuerpo, etcétera. Juegos que nuestro hijo siempre ha tenido que ver desde lejos. En todo caso, que se acuerden de que él no puede jugar.

Una noche, en las colonias se pusieron a jugar al juego de los garbanzos. Una amiga y yo no pudimos jugar, yo porque soy alérgico a las legumbres y ella porque es alérgica a los cambios de temperatura. Así que nos pusimos a escuchar al Barça por la radio, ya que estaban jugando la semifinal de la Champions en Stamford Bridge. Era en 2009, y muchos de vosotros ya habréis deducido lo que pudimos escuchar en directo, ella y yo, gracias a nuestras alergias: el gol de Iniesta en el minuto 93, que nos dio el pase a la final. Cuando se lo contábamos a nuestros compañeros, ¡no se lo creían!

· Conseguid el teléfono de la casa de colonias y hablad con el responsable. Normalmente son amables e incluso puede que os pongan en contacto con el cocinero para que podáis preparar el menú por teléfono. En alguna ocasión me han dado su correo electrónico para que les mande el documento mencionado, y también nos han enviado los menús para que podamos rectificarlos.

· Para mayor seguridad, comprad vosotros mismos algunos productos básicos como la leche, los cereales, los yogures, las natillas y las galletas que suela comer. Así no habrá dudas con las marcas; además, pedid que sea él mismo quien se lo sirva a la mesa. Los desayunos y las meriendas ya los tendréis un poco asegurados.

· El mismo día de la partida, entregad a los monitores, además de la mochila con los desayunos y las meriendas, una bolsa con los broncodilatadores y la inyección de adrenalina.

Y ya está, ya vuela. Ya no tenéis que hacer nada más que no sea confiar y consultar vuestro móvil a cada minuto. Debo decir que hasta el día de hoy no hemos sufrido ningún percance en las colonias, pero desde que ha empezado la ESO aún nos lo han complicado más, porque en nuestra escuela tienen la costumbre de que los mayores no vayan a casas de colonias, sino que hacen rutas a pie durante unos cuantos días, durmiendo en tiendas de campaña y cocinando ellos mismos. ¿Os lo podéis imaginar? Pues ya lo hemos hecho dos años; ha sido necesaria mucha más logística por parte de todos, muchas charlas, una sartén exclusiva para él, algún que otro obstáculo, una lista de menús y una minilista de los pocos productos aptos que se pueden encontrar en los supermercados, pero ¡lo hemos logrado! Yendo de pueblo en pueblo con la mochila más cargada que el resto, comprándose fruta para merendar y cocinando por las noches, nuestro hijo se ha espabilado ¡y ha sido inmensamente feliz!

Hay opciones distintas a la nuestra, como pueden ser algunas colonias, no muchas, pensadas específicamente para alérgicos, donde además de divertirse aprenden todo lo relativo a la alergia y al asma. En su día, nosotros no elegimos esta opción por dos motivos: el primero, básicamente porque no sabíamos que existían; y el segundo, porque nuestro colegio organiza su propia escuela de verano con el mismo personal de cocina de todo el año, y dentro de esta se incluyen unos días fuera en una casa de colonias donde también les acompañan los mismos monitores que han tenido durante el año, lo que nos daba cierta tranquilidad. En todo caso, creemos que de ninguna manera los niños deben quedarse en casa por miedo, ya que esto les haría crecer con una inseguridad indeseable.

16
El vía crucis de los restaurantes, los viajes y otras estancias no tan agradables: los hospitales

 ¡A mí no me gusta ir a comer a un restaurante!

¡No me extraña que a Pau no le guste! Ya podéis deducir lo complicado que resulta ir a restaurantes con una persona alérgica a los alimentos, ¡y si es un niño aún peor! La mayoría de platos no los puede comer, y los que sí podría hay que consultar antes cómo están cocinados para no llevarte una sorpresa. Cuando preguntes cómo está cocinado debes tener cuidado en cómo formulas la pregunta, porque hay quien se ofende o te trata de tiquismiquis. Y para los postres solo encuentras fruta, a lo sumo, y es probable que no tengas mucha entre la que elegir.

En general, los profesionales de la restauración no están preparados para las alergias alimentarias. La mayoría no saben nada de nada; ningún control en la cocina, ningún menú especial y ningún camarero con preparación sobre el tema es lo que te encuentras.

Cuando tu hijo es muy pequeño no hay problema, porque te llevas las papillas de casa, pero cuando ya come como los mayores intentas arriesgarte y hacer alguna salida, o simplemente estás de viaje, se hace tarde y tienes que parar a comer en algún sitio. Las primeras veces confías plenamente en el restaurador, pero después de unas cuantas vomitonas ya no te fías ni de tu madre.

Al entrar al restaurante ya rezas por que tengan alguna cosa apta en la carta. En nuestro caso, los menús infantiles de los restaurantes son imposibles, ya que normalmente constan de macarrones con tomate y queso rallado, y pollo rebozado. O sea, queso que podrías intentar que no lo pusieran, salsa de tomate de bote de la que no puedes mirar los ingredientes y huevo en el rebozado. En principio, una ensalada y una pechuga de pollo a la plancha (mirad qué fácil) nos podría servir, pero no es garantía. En la ensalada podría aparecer un huevo duro o salsa rosa, y el pollo puede haber sido cocinado en una plancha donde antes haya estado un bistec de ternera… Por tanto, no te queda más remedio que preguntar cómo están hechos los platos y pedir que los cocinen por separado. Cuando lo hacemos, lo primero que decimos es que el niño es alérgico, ya que nos habíamos encontrado con casos de camareros reticentes a darnos estas informaciones, ya sea por no descubrir secretos de cocina o simplemente por desconocimiento. Otros nos miraban con cara de «vaya, ya me han tocado los clientes quisquillosos». En general, la gente es más amable cuando se trata de un niño, y por otro lado no se atreven a engañarte; un niño les infunde más respeto que un adulto, pero aun así no puedes estar seguro al cien por cien.

Al final terminas por no ir de restaurantes, ya que las posibilidades de error son inmensas. Por ejemplo, a la hora de usar los utensilios de cocina. Un plato que Pau puede pedir es el melón con jamón, pero también comporta cierto riesgo. ¿Qué cuchillo utilizan para cortar el melón o el jamón? ¿Han cortado antes una tortilla? ¿Utilizan una máquina para cortar embutidos? ¿Qué habían cortado la última vez? ¿Queso, quizá?

Cansados de dar explicaciones y cursillos exprés de alergia a la proteína de la leche de vaca, nos hemos inventado una solución rápida, indicada solo para bares o sitios de bocadillos: al pedir uno de jamón serrano o de atún (son los únicos que puede comer en un bar) decimos que es alérgico al queso. Esto los camareros lo captan rápidamente y les obliga a seguir las mismas normas que si les explicamos las alergias al completo: manos limpias, cuchillos limpios, máquina de cortar embutidos limpia. Reconozco que no es muy ortodoxa, pero nos ha ayudado a sobrevivir en casos de urgencia, cuando no hemos podido preparar las fiambreras de rigor.

 Un día estaba en la barra de un bar tomando un café y vi como añadían leche a una tortilla a la francesa.

 En algunos sitios lo hacen así porque queda más esponjosa.

En Suecia, por ejemplo, los restaurantes pueden obtener el certificado *allergy-free* (libre de alergia) después de que su personal haya recibido un curso especializado sobre la materia. ¡Es fantástico! Así debería ser en todos los sitios. En nuestro país, en cambio, solo podemos contar con la buena voluntad de quien nos atiende, y en este aspecto debo decir que, en muchas ocasiones, en los bares, restaurantes u hoteles nos hemos encontrado con buenas personas que al conocer nuestra problemática nos han ayudado.

Otra dificultad con la que se encuentran los alérgicos alimentarios es viajar. No es nada fácil, ni siquiera por tu propio país, ¡o sea que por el extranjero ya ni digamos! Cada lugar tiene sus propios productos y su propia forma de cocinar, y el idioma en el que debes expresarte quizá no sea el tuyo. Por tanto, no puedes improvisar. Lo mejor es elegir un apartamento en lugar de un hotel, ya que este dispondrá de cocina o, como mínimo, de un microondas, y podrás preparar tus propios platos. Tendrás que llevarte una maleta con toda la comida envasada que puedas. Si es para un bebé serán botes de leche hidrolizada y *potitos*, y si es para alguien más mayor serán cajas de cereales, galletas, *briks* de leche vegetal, latas, envasados al vacío, etcétera. Y si vas a estar muchos días, así que llegues tienes que localizar las tiendas donde podrás reponer tu despensa ambulante. Si estás por Europa, las secciones ecológicas suelen tener la mayoría de los productos que necesitas.

 Cuando Pau tenía cinco años nos atrevimos a ir a París, a EuroDisney. De todas las zonas de hoteles que hay en el parque alquilamos una cabaña equipada con cocina, llamada Disney's Davy Crockett Ranch. En esta zona también hay un restaurante y un pequeño supermercado.

Llevábamos una mochila con los básicos para los desayunos y las meriendas, y contábamos con ir al supermercado para los almuerzos y las cenas.

Sin embargo, la primera noche intentamos ir al restaurante. Al informarles de que íbamos con un niño alérgico nos trajeron una bandeja con un menú especial (más bien para celíacos) que a nosotros nos resultó muy extraño. Así que no nos atrevimos con él y fuimos al pequeño supermercado, compramos ingredientes para hacer una ensalada y pasta, y cenamos de maravilla. Al día siguiente fui al pueblo vecino y cargué el coche hasta arriba. Por la noche, en el porche de la cabaña, nos dimos un buen banquete.

Si vas a viajar en avión debes prepararte para más dificultades. Para poder subir a bordo comida y medicinas necesitarás una receta médica (en inglés, como mínimo) con la relación de alergias y de los medicamentos utilizados. Si lo que llevas es leche en polvo, incluso es posible que la prueben o que te la hagan probar para cerciorarse de que no se trata de nada ilegal. Y no cuentes con encontrar nada en las tiendas de los aeropuertos. La última vez que viajé fue a Londres, y si hubiese tenido que comprar alguna cosa para Pau solo hubiese podido darle patatas fritas... Me había imaginado que a estas alturas, en un aeropuerto, y más en el de Londres, ¡esto estaría ya resuelto! Pues no. Había tiendas de todo: maletas, recuerdos, películas, colonias, tabaco, alcohol, cosméticos, ropa, prensa, libros, chucherías, galletas, bombones, chocolates, bebidas... Excepto productos sin gluten, productos de soja o productos sin huevo, sin leche o sin lactosa. ¡Yo no encontré ni uno! Sin comentarios.

Cosas que debes llevarte si vas a viajar:
· Maleta con toda la comida envasada que puedas.
· Receta médica (en inglés, como mínimo).
· Antihistamínicos.
· Broncodilatadores.
· Adrenalina.
· Fichas con la traducción de las alergias a otros idiomas.
· Direcciones de las asociaciones de alérgicos del país donde vayas.
· Direcciones de tiendas con alimentos aptos y de restaurantes (las asociaciones te las pueden proporcionar).
· Direcciones de los hospitales con servicios de urgencias (las asociaciones te las pueden proporcionar).

Pero ¿y si un alérgico alimentario o al látex debe visitar un hospital por algo que no sea su alergia? No creáis que por estar rodeado de médicos y enfermeras ya está todo resuelto. ¡Ni pensarlo! Deberéis preocuparos de comunicarlo a todo el personal, ya que, por ejemplo, las cocinas de los hospitales no tienen previsto menú para alérgicos a los alimentos, los medicamentos pueden llevar en su composición derivados de cualquier alimento (proteínas lácticas, lactosa, proteínas del huevo y derivados, marisco, frutas, látex, frutos secos, cacahuete, soja, aceites, cereales con o sin gluten...), y si sois alérgicos al látex ya sabéis que los hospitales están llenos de este material... ¡No dejéis de recordarle a todo el mundo vuestras alergias!

17
Cuando tenga cinco años
tomaré queso y café

Esto es lo que Pau decía siempre cuando veía en la mesa una comida no apta para él. Los médicos nos habían dicho que hasta los cinco o los siete años había la posibilidad de que superara alguna de las alergias y yo le había dado esperanzas, pobrecito, diciéndole que cuando tuviera cinco años podría comer más cosas. La realidad no ha sido así.

 Ya tengo 15 años y sigo sin poder comer queso, ¡y el café no me gusta!

Se ha hecho mayor, y la única cosa que ha cambiado es que no tenemos que preocuparnos por las trazas de huevo, ya que si está muy cocido lo tolera; ahora bien, ¡crudo ni tocarlo! Eso quiere decir que no puede comer tortilla, ya que no tienes la seguridad de que haya quedado cocida; si acaso un huevo duro un poco «pasadito» de cocción. De todos modos, su cuerpo no le pide huevo. ¿Cómo lo sé? Pues porque no forma parte de sus platos preferidos, y cuando lo hacemos se come la yema pero no la clara. Yo no le obligo.

El caso es que él tenía la esperanza de poder alimentarse

como los otros niños, y no ha podido ser. Supongo que esto ha debido dolerle bastante, a pesar de que no lo demuestra mucho. Los niños que tienen alguna limitación maduran antes, pero aun así no hemos podido esquivar la pregunta que todos se hacen: ¿por qué yo?

Aún recuerdo el día que le dimos queso de cabra. Nos lo había dicho el pediatra, pero ni él ni obviamente nosotros sabíamos que la leche de cabra y la leche de vaca comparten alguna proteína. Le dimos un trocito muy pequeño y no habían pasado ni unos segundos que ya vomitaba una especie de moco transparente y gigante. Se encontró fatal, como siempre que tiene una reacción alérgica, pero además se disgustó, y mucho. Se fue a su habitación llorando de rabia. Nosotros lloramos de pena, sin que él nos viera, claro. Y nos preguntamos: ¿por qué a nosotros?

Pero ya sabéis que estas preguntas no tienen respuesta. Cada uno debe asumir lo que le toca. No hay otra opción. Y esto es lo que le dijimos. Tú eres tú con todo lo bueno y lo malo que puedas tener. Debes asumirlo, encontrarle la parte positiva y seguir para adelante con seguridad. No eres mejor ni peor que otras personas, simplemente tienes una diferencia, y quien no pueda entenderlo sí que tiene un problema, que se llama falta de empatía. En el fondo estás de suerte, porque has aprendido cosas sobre la alimentación que mucha gente mayor aún no sabe, y en el futuro esto será beneficioso para tu salud.

Todo esto es lo que le hemos dicho. Parece que lo lleva bien, pero no es fácil, sobre todo cuando el niño llega a la escuela por primera vez. Porque allí sí se siente diferente, o así se lo hacen sentir. Todo empieza en los cumpleaños. Los niños se enteran de que su compañero no puede comer tarta y que no pueden tocarle con las manos sucias, y no todos reaccionan del mismo modo. La mayoría hacen unas cuantas preguntas y ya está —entre niños todo es más rápido—, pero otros se fijan en esta «debilidad» y la usan. Cuando era pequeño, a Pau le amenazaban con tocarlo con las manos sucias de algún alimento que él no podía comer y le decían, además, que como era alérgico estaba muy delgado y que era un flojito, y que se moriría. ¿*Bullying*?

 La definición de *bullying* es «acoso escolar».

No lo sé, pero llegaba a casa muy enfadado, y en ocasiones angustiado. Aún hoy, yendo de colonias, unos chicos que no lo conocían de antes querían tocarle con un pedazo de queso y le preguntaban si se moriría si le daban leche mientras dormía... Sin comentarios. Sin embargo, Pau es valiente, y al principio no les hacía caso, pero como insistían les cantó las cuarenta y se acabó el acoso. Mi impresión, sin embargo, es que seguramente estos chicos no eran conscientes de la gravedad de sus acciones, sino que estaban totalmente desinformados del riesgo que corre una persona alérgica y a ellos simplemente les parecía un niño mimado. Como podéis ver, la labor de educar a pequeños y a mayores aún está por hacer, y nosotros también debemos colaborar para mejorarla.

18
No dramatizar

Llegados a este punto hemos hablado ya de muchas cosas negativas que conlleva la alergia a los alimentos. Hemos hablado de diferentes reacciones físicas anómalas como los picores, la dermatitis, los vómitos, el asma, los dolores de estómago, las diarreas, las cardiopatías, el riesgo de muerte... Hemos hablado de las dificultades de llevar una alimentación variada en casa, los obstáculos en los restaurantes y en los viajes, de los problemas en el comedor de la escuela, del *bullying*... Pero aun así, creo que no hay que dramatizar. Ir de un lado para otro de la ciudad para comprar productos aptos, buscar una escuela que acepte nuestras demandas, levantarse más temprano para preparar la comida de tu hijo cuando va de excursión, estar siempre pendiente del teléfono, cocinar con más impedimentos de lo habitual... Pero todo esto, y mucho más, no tiene ninguna importancia, no somos los más desafortunados; cada familia tiene sus propias complicaciones, y algunas son más graves que las nuestras.

Decididamente, no me gusta nada la actitud victimista que se tiene en algunas ocasiones cuando se habla de la alergia alimentaria, aunque, evidentemente, la entienda a la perfección.

Los padres sufrimos constantemente porque nuestros hijos alérgicos viven en riesgo permanente, pero los que no lo son también, aunque no se percaten tanto de ello como nosotros. Por lo tanto, por un lado la actitud principal sería tomar todas las medidas que estén a nuestro alcance para minimizar este riesgo, y si es posible, ya que no está indicado para todos los afectados, seguir nuevos tratamientos, como puede ser la desensibilización, que reduce significativamente el peligro de sufrir una reacción grave.

Desensibilización alimentaria o inducción de tolerancia

Es un tratamiento que consiste en la introducción de pequeñas cantidades del alérgeno (principalmente la leche y/o el huevo), que se van aumentando de forma progresiva hasta conseguir que el niño tolere el alimento.

Pero, por otro lado, y más importante aún, debemos enseñar a nuestros hijos a conocer y reconocer sus alergias, enseñarles a valerse por sí mismos y a que aprendan a poner remedio a sus reacciones, que sepan defenderse y espabilarse y que dispongan de recursos en caso de que se encuentren en alguna situación límite, sobre todo cuando lleguen a la adolescencia. Porque esta capacidad les puede salvar la vida. Y nosotros, como siempre, vigilando desde la distancia, protegiéndoles pero sin sobreprotegerlos, conceptos que en ocasiones confunden algunos profesores, monitores, cuidadores, familiares... Ahora bien, tampoco es necesario angustiar a nuestro hijo ni abrumar a quienes le rodean; no debemos hacer más grande la diferencia que ya les ha marcado. Y, finalmente, debemos confiar en ellos y darles nuestro apoyo en caso de conflicto alérgico, ya que necesitan estar seguros de lo que saben sobre el tema; la duda o la indecisión pueden ser perjudiciales para ellos.

Y una vez aprendido todo esto, hacer vida «normal», si es que a la vida se la puede llamar normal. Jugar, estudiar, reír, correr, crecer, leer, soñar, bailar, llorar, ganar, perder, hacer deporte, disfrutar, enamorarse... ¡vivir!

19
Papás, ¡quiero jugar a baloncesto!

O a fútbol, o hacer natación, o gimnasia rítmica… Es normal que los niños quieran hacer algún deporte y, además, practicado de forma adecuada es muy aconsejable para su buen desarrollo motriz y para su crecimiento personal. No solo les ayuda a llevar un estilo de vida saludable, sino que aprenden a trabajar en equipo y a ser más perseverantes. Pero ¿y los alérgicos? Pues la alergia no debe ser ningún impedimento para poder hacerlo. De hecho, hay muchos deportistas profesionales que lo son, como la tenista Anna Kournikova, por ejemplo, que tiene alergia a las flores, y hay otros que son asmáticos y practican la natación, como Mireia Belmonte, con dos medallas de plata en los Juegos Olímpicos de Londres. Los beneficios que aporta el deporte a todas las personas son igualmente aplicables a los alérgicos.

Normas para practicar deporte en caso de tener asma:

· Cumplir con el tratamiento preventivo regular.

· Llevar siempre el medicamento de rescate.

· Calentar bien.

· No empezar a hacer ningún ejercicio en caso de tener dificultades respiratorias en reposo.

· Detener la actividad en caso de fatiga, tos o silbidos.

Sin embargo, hay una situación donde se puede producir una reacción alérgica al practicar ejercicio físico. Esto sucede cuando la persona ingiere un alimento específico que tolera en estado de reposo, pero que si lo toma poco antes de practicar deporte o inmediatamente después le provoca todos los síntomas típicos. Se conoce como *alergia alimentaria inducida por el ejercicio*.

A medida que se avanza en la práctica y la temperatura corporal aumenta aparecen picores, mareos, urticaria e hinchazón.

Cualquier alérgeno puede ser responsable, pero predominan los de origen vegetal: cereales (principalmente trigo), fruta y frutos secos, verduras, especies y champiñones. La cantidad de alimento ingerido afecta en el grado de reacción. Y los medicamentos también pueden desencadenarla.

Los síntomas iniciales suelen ser picores en la palma de la mano y en la planta de los pies. En este estadio se debe suspender de inmediato el ejercicio y tomar un antihistamínico. Si se producen reacciones graves, como dificultad para respirar o tragar, lipotimia, etcétera, hay que inyectar la adrenalina.

A nuestro hijo le pasó en una ocasión, aunque en ese momento nosotros desconocíamos la existencia de esta alergia. Fue por unas gotas para el oído. Era verano y estábamos de vacaciones. Cada día iba a la piscina, y tuvo un poco de infección. El primer día que se las pusimos no hubo problema, pero al día siguiente, después de una de las tomas, se puso a jugar con la pelota. De repente le empezaron a picar desmesuradamente las palmas de las manos. Yo pensé que había tocado alguna cosa y se las limpié con agua, pero no sirvió de nada. Él estaba desesperado, las tenía muy rojas, y después se percató también que le picaban las orejas. Aquí fue cuando deduje que eran las gotas, y no volví a ponérselas.

El modo de prevenir la alergia inducida por el ejercicio es simple, que no quiere decir fácil: descubrir los alimentos o medicamentos responsables y no tomarlos durante las dos horas previas o posteriores a la práctica del deporte.

20
Lo tengo todo controlado. ¿Seguro?

Después de los quebraderos de cabeza de los primeros años, los sustos, el aprendizaje, las inseguridades, la inserción en la escuela, las primeras colonias, el primer aniversario de los amigos, etc., habéis llegado a un estado de agradable tranquilidad. En casa todo funciona como un reloj y las comidas ya no son un problema; al contrario, ya le habéis pillado el tranquillo e incluso os inventáis recetas, de modo que ya habéis sorprendido a la familia con alguna que otra tarta sofisticada.

En la escuela ya se han acostumbrado al hecho de que cada quince días les lleves las natillas de soja para los días que el resto de niños comen flan de postre, y que de vez en cuando les lleves paquetes de pasta de la marca que tú utilizas en casa, porque un día descubriste que la escuela había cambiado de proveedor y que la nueva marca llevaba trazas de cacahuete (todo esto tras un altercado de tu hijo con los monitores, de una investigación fallida por mi parte y de un descubrimiento in extremis de la cocinera).

Cuando vas a casa de alguien siempre llevas tu mochila con su comida, pero últimamente ya no la utilizas tan a menudo porque la familia y sus amigos ya se lo están aprendiendo. Además, tu hijo o hija se va haciendo mayor y cada vez domina mejor la situación. Y tú te relajas, que ya tocaba, y empiezas a confiar en todos ellos, es decir, confías en tu hijo, en tu familia, en tus amigos, en la cocinera de la escuela, en los monitores y en ti misma. Y sin darte cuenta bajas la guardia. Y entonces aparece un factor en el que no habías pensado: el Error Humano.

Y no habías pensado en ello porque estabas tan preocupada por el desconocimiento y la falta de información de quienes rodean a tu hijo y de ti misma que no caíste en que todos nos podemos equivocar. Que a pesar de saber lo que debemos hacer, podemos tener un lapsus. Y que cuando más confiado estás, más te equivocas, porque ya no pones el cien por cien de tu concentración en lo que haces. Dicen, por ejemplo, que los esquiadores más experimentados son los que sufren los accidentes más espectaculares, ya que son conscientes de su habilidad y se confían.

Bien, pues, os puedo poner unos cuantos ejemplos de cosas que nos pasaron cuando Pau tenía diez u once años. Tiempo suficiente para que todos estuviésemos absolutamente seguros de lo que hacíamos.

1. Desde que tenía tres años, Pau ha ido siempre a la misma escuela. Uno de los motivos por la que la elegimos, como he dicho en capítulos anteriores, es porque tenía cocina propia. Cuando entró era alérgico a la proteína de vaca y al huevo. Las otras alergias las fuimos descubriendo juntos. Yo entraba directamente en la cocina y hablaba con la cocinera de todas las incidencias alimentarias del niño. Tuvimos unos cuantos percances, pero ya lo teníamos controlado. Después de ocho años, que se dice rápido pero que son muchos, un día cualquiera le sirven para comer un plato de pasta ¡con queso rallado per encima! ¿Os lo podéis creer? Resultado: vómitos, llamada al trabajo y para urgencias.

Error 1: la cocinera.

Error 2: el monitor.

Error 3: tu propio hijo, que tampoco se dio cuenta.

Error 4: tú y tu pareja, al confiar en que la cocinera, los monitores y vuestro hijo lo tienen todo controlado.

2. Vais a casa de unos amigos que conocen vuestra situación desde que nació vuestro hijo. Ellos están muy contentos que vayáis y quieren prepararos la cena.

—No es necesario que traigáis nada. Ensalada y pollo puede comer, ¿verdad?

—Sí, sí. ¿Cómo vas a hacer el pollo?

—Al horno. Sin complicarnos la vida, que estamos de vacaciones y no queremos trabajo, solo hablar.

Y cuelgas. Sabes que la madre es buena cocinera, te fías y dejas que se ocupen ellos de la comida. Total, una ensalada y pollo... No hay ninguna presencia de alérgenos. Empiezas a cenar ¡y a los veinte segundos tu hijo está vomitando! Hacéis un repaso y resulta que la vinagreta de la ensalada era especial y llevaba queso. ¡No se habían dado cuenta!

Error 1: los amigos.

Error 2: otra vez vosotros, por confiaros.

3. Tercer y último ejemplo que sacudió definitivamente nuestro cerebro e hizo que nos diéramos cuenta que no teníamos ni tendríamos nunca controlada la alergia. Era por la mañana. Pau y yo teníamos hora con el oculista para el control anual. Como íbamos bien de tiempo, entramos en el bar de al lado para desayunar mientras esperábamos a que llegara la hora de la visita. Sabíamos que tenían leche de soja porque ya habíamos entrado allí en otras ocasiones. Pedí un café con leche para mí y un vaso de leche de soja para él. Se equivocaron y lo hicieron al revés... Él tenía mucha sed, y mientras yo ponía el azúcar en mi taza ya se había bebido medio vaso. Un error fatal... Fue el episodio más grave que hemos vivido. Inmediatamente empezó a tener náuseas y fuimos al baño del bar. Allí vomitó repetidamente. Debo decir que además de encontrarse mal llevaba puestas de casa las gotas que dilatan las pupilas para poder hacerle el control rutinario del fondo del ojo. O sea, ¡que el pobre veía fatal! Como ya era la hora de la visita fuimos como pudimos hasta la consulta. Al entrar, visita directa al baño. Parecía que mejoraba, pero cuando llevábamos unos minutos esperando nuestro turno tuvo que volver al baño. Normalmente, en un episodio de este tipo, pasada la primera reacción fuerte Pau se va tranquilizando y poco a poco se le va pasando, pero esta vez no era así. Claro que en sus diez años de vida la única leche de vaca que había entrado en contacto con su cuerpo eran las gotitas que le habían caído en la cara del primer biberón que intentamos darle cuando tenía seis meses. Episodio que evidenció que era alérgico. Desde entonces a lo mejor había ingerido algunas trazas, pero jamás leche de vaca directa. Dejó de vomitar, pero yo veía que seguía anormalmente inquieto. No estaba bien. A pesar de ello, le miraron la vista y nos fuimos. Pero cuando estábamos en la calle yo no lo tenía claro. Al hablar con él para saber cómo iban los síntomas vi que le salían manchas rojas en el cuello y el pecho. Como estábamos cerca, le llevé a urgencias infantiles. Afortunadamente, porque una vez allí tuvo un choque anafiláctico. Al entrar y explicar lo que nos había ocurrido lo pasaron rápidamente a la cama de un box, lo observaron de arriba abajo, le auscultaron los pulmones, le midieron las pulsaciones y finalmente le administraron adrenalina. Nos dejaron a solas mientras le iba haciendo efecto. Sin embargo, al cabo de unos minutos empezó a ponerse rojo por todas partes, pero tan rojo que más bien parecía granate. Salí a llamar a las enfermeras, y cuando lo vieron empezaron las prisas. Salieron médicos de debajo de las piedras. Todos lo miraban. Yo no sabía exactamente qué le pasaba, porque por suerte aún no habíamos vivido ningún ataque de este tipo, pero mientras estábamos en el box y los médicos y las enfermeras corrían de un lado para otro poniéndole todo tipo de aparatos vi el miedo en los ojos de mi hijo, un miedo profundo, de persona mayor, y por un segundo pensé que quizá no saldría de esta. Solo fue un segundo. La supervivencia y el instinto de madre hicieron que en lugar de asustarme le cogiera la mano, le mirara a los ojos sin luz y le hablara al oído dándole la seguridad que necesitaba en ese momento. Poco a poco se fue calmando. Entramos a las once de la mañana y no nos dejaron salir de allí hasta las nueve de la noche. ¡Lo había superado!

Error 1: la camarera.

Error 2: una vez más yo, por confiarme.

La cocinera de la escuela no podía creérselo, igual que la chica del bar, que lloraba sin parar. ¿Qué les podía decir? Era un error evidentemente sin mala intención.

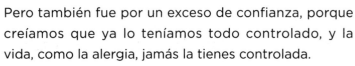

Pero también fue por un exceso de confianza, porque creíamos que ya lo teníamos todo controlado, y la vida, como la alergia, jamás la tienes controlada.

Por eso es necesario que los organismos nacionales de protección de la salud se dediquen a realizar una profunda labor informativa respecto a los riesgos, síntomas y actuaciones, y que la difundan entre todos los sectores de la población: escuelas, bares, restaurantes, servicios públicos en general, locales lúdicos infantiles, discotecas e incluso hospitales... Y que, además, promulguen leyes que amparen a los alérgicos. Algunas ya existen, como por ejemplo la obligación de indicar los alérgenos en las etiquetas de los productos, pero hecha la ley, hecha la trampa, ya que en la actualidad las empresas se protegen de posibles problemas incorporando la consabida frase de «Puede contener trazas de...». Pues también deberían regular esto. Y del mismo modo que fomentan que haya desfibriladores en espacios públicos, deberían hacer lo mismo con los autoinyectores de adrenalina. Tanto unos como otros pueden salvar una vida. Toda la sociedad debe ser consciente de lo que nos jugamos con las alergias, y en estos momentos la mayoría no lo sabe.

21
¿La alergia alimentaria se cura?

Después de creer que lo tenemos todo controlado y darnos cuenta de que no es cierto, se nos pasan por la cabeza todo tipo de pensamientos turbulentos y querríamos hallar la manera de curar la alergia. Pero ¿se puede curar la alergia alimentaria? No, en todo caso se supera.

Entre los cinco y los siete años, la mayoría de niños lo consigue, pero en algunos casos persiste. Según la SEAIC (Sociedad Española de Alergología e Inmunología Clínica), la alergia a la proteína de la leche de vaca es superada en un 85 por ciento a los tres o cuatro años, y la alergia al huevo en un 50 por ciento a los siete años. Alérgenos como el marisco, las legumbres, el pescado, la fruta y los frutos secos tienen un período más prolongado. Más allá de estas edades, las probabilidades de tolerar la leche y el huevo disminuyen notablemente, y al llegar a la adolescencia ya es muy excepcional que lo superen. ¿Qué hacer con quienes no lo consiguen?

Las vacunas no resultan eficientes con las alergias alimentarias, y por tanto el único remedio es evitar el alérgeno. Sin embargo, recientemente se está empezando a aplicar un tratamiento en varios hospitales que consiste en inducir a la tolerancia, aunque no se aconseja en todos los casos. Solo el alergólogo lo puede decidir teniendo en cuenta los análisis y el historial del paciente. Este método se llama *protocolo de desensibilización*, del que hemos hablado brevemente en capítulos anteriores. Consiste en la introducción progresiva del alimento implicado. Dicho así parece muy sencillo, pero no lo es. Y no lo es porque se trata de un proceso largo que requiere mucho tiempo y mucha dedicación de la familia, padres y hermanos, del equipo médico y, sobre todo, del mismo niño o niña, ya que es quien lo pasa peor y necesita mucho apoyo de quienes le rodean. Hay que respetar unos horarios y unas normas que alteran el curso normal del día a día. Pensad que se empieza con pequeñísimas cantidades diarias y que cada una de las tomas comporta el riesgo de posibles reacciones. Si el niño las va superando se va aumentando la dosis, proceso que se puede producir de forma más o menos rápida según el caso. Algunos alcanzan la tolerancia completa y otros solo la parcial, aunque podrán asumir pequeñas dosis de alérgeno sin que les provoque ninguna reacción, y un pequeño porcentaje no lo conseguirá.

Lógicamente, si sale bien, este proceso tiene un punto a favor muy importante, y es que evitaremos reacciones potencialmente mortales. Otros beneficios que se le pueden sumar son la normalización de la vida de los niños y el aumento de la calidad de vida. Por el contrario, es un camino largo y difícil con un riego frecuente de reacciones alérgicas y con posibilidades de fracaso. Además, se han dado casos de gente que, tras un largo período de tiempo sin haber comido el alimento, han padecido igualmente una reacción grave al retomar su ingesta.

 Aunque el médico me lo dijera, yo no querré hacerlo.

No sé si esto pasará alguna vez, porque ya hemos hecho dos provocaciones con legumbres, debido a que la IgE específica había descendido y la reacción en la piel también, y las dos fueron un fracaso. En la última incluso tuvieron que inyectarle adrenalina.

Si el alergólogo nos lo propone, ya lo meditaremos.

22
Los niños alérgicos no son tontos

¿Os habéis fijado que en muchas ocasiones, en las series de televisión, en las películas o en los dibujos animados se utilizan las alergias para ridiculizar a un personaje? Generalmente es el tonto de la clase, que estornuda a menudo, le salen urticarias o debe utilizar el inhalador para ser valiente. Es penoso. Nadie se atrevería a hacer lo mismo con otras enfermedades, ya que lo considerarían una falta grave de ética. Y no es porque se rían de la alergia, que aún me parecería sano, sino porque se ríen de los alérgicos, cuando ellos, pobres, no han podido elegir. ¿Cómo se lo explicas a tu hijo, que lo está viendo? ¿Le dices que todos son tontos menos él? No, básicamente le dices que los tontos son quienes han hecho aquella película, porque no saben de lo que hablan.

En Estados Unidos, Cindy Dell Clark, profesora de Antropología de la Universidad de Rutgers (Nueva Jersey), publicó un estudio en la revista *Medical Anthropology Quarterly* sobre cómo son vistos los niños con asma en la industria del cine de Hollywood («Asthma Episodes: Stigma, Children, and Hollywood Films»). Analizó 66 películas, entre ellas *Los Goonies, Toy Story 2, Mejor imposible, Señales, De perdidos al río*, etcétera, y determinó que, como norma general, se les muestra como seres vulnerables, débiles o cobardes. Por otro lado, constató que se insistía en ideas erróneas, como que el estrés causa asma o que si un niño realmente lo desea puede superar su enfermedad. La profesora Dell Clark concluyó que precisamente los niños asmáticos son muy valerosos y poseen un gran coraje por el hecho de tener que luchar diariamente con su enfermedad.

 El malo de la película *Casino Royale*, o sea el enemigo de James Bond, lleva un inhalador plateado para que parezca aún más malo.

También debo decir que nosotros hemos visto películas donde el tema de las alergias está bien tratado, como por ejemplo *Lluvia de albóndigas*, donde la chica coprotagonista tiene una reacción alérgica a los cacahuetes y ella misma se pone la inyección mientras va cayendo desde el espacio. En *Diarios de motocicleta*, que narra la vida del *Che* Guevara, según parece asmático, el actor utilizaba el inhalador de forma correcta, algo inusual, ya que lo más normal es que lo utilicen mal. ¿Qué les costaría asesorarse? Y en la serie de humor *The Big Bang Theory*, alguno de sus inteligentes protagonistas son alérgicos o intolerantes, uno a las abejas, otro a la lactosa y el tercero a los cacahuetes. Todos ellos hablan de sus reacciones con total normalidad, y a pesar de que, evidentemente, se ríen de ello, no lo hacen de forma despectiva, sino que más bien intentan desdramatizar la situación. Además, sus amigos son solidarios y siempre lo tienen en cuenta cuando comen juntos, un detalle que honora a los guionistas, ya que este punto de las relaciones sociales de los adolescentes alérgicos es uno de los más difíciles.

 De todos modos, hay una escena graciosa aunque desafortunada en que el alérgico a los cacahuetes se come una buena ración expresamente para sufrir un choque y así impedir que su amigo se vaya. Da un mensaje erróneo al espectador, haciéndole creer que un choque anafiláctico no puede conducir a la muerte. Seguramente ni los guionistas ni los directores han sufrido ninguno.

Y, en definitiva, vamos a parar al mismo sitio de siempre: la falta de información general sobre la alergia alimentaria, que también incluye a los medios de comunicación. Solo hay que leer según qué artículos para darse cuenta de que se han quedado con el titular y no han querido profundizar más allá, que o bien exageran o bien no le dan importancia, y para rematarlo está la recurrente confusión entre alergias e intolerancias. Es evidente que queda mucho trabajo por hacer... ¡en todo el mundo!

23
¡He quedado para salir!

Mientras viajábamos por este proceso de descubrimiento, aprendizaje y comprensión de la alergia alimentaria y de todo lo que la rodea, han pasado quince años y hemos llegado a la adolescencia. ¡Otra etapa, otro reto! Y difícil, según comentan todos los padres expertos que ya la han dejado atrás. Etapa de cambios hormonales, cambios de carácter, distanciamiento natural de los padres, importancia vital de los amigos, las primeras salidas tímidas a comer o a dar una vuelta, las primeras salidas de «marcha», fumar o no, el alcohol, las drogas, los primeros amores, el primer beso... ¿He dicho primer beso?... ¿Y si minutos antes el chico o la chica ha comido, por ejemplo, queso? Ya sabemos qué podría pasar. ¿Qué hacemos en la adolescencia con las alergias alimentarias? No es una pregunta sencilla, ya que a esta edad empiezan a ser responsables de sí mismos y de la propia alergia, y por eso debemos procurar que tengan cuidado y que cumplan con todos los hábitos alimentarios y los de higiene preventiva. Que se acuerden de llevar los medicamentos por si acaso (el inhalador y la adrenalina), y que sepan tomar las medidas necesarias en caso de crisis (saber aplicar la adrenalina, por ejemplo). Que no se olviden nunca del móvil por si tienen que avisarnos de algún percance (aunque este será el punto más fácil, ya que en la actualidad un adolescente sin móvil es como un pulpo en un garaje). Enseñarles a tener recursos, como por ejemplo atreverse a ir solos a una farmacia o a las urgencias de un hospital, y recordarles que son responsables de su propia vida. Por el contrario, hay que intentar que todo esto no les angustie (ni tampoco a nosotros), ya que esto significaría que no podrían llevar una vida «normal».

¿Y cómo lo gestionamos? Es en este momento cuando saldrá a la luz si hemos hecho un buen «trabajo» con nuestro hijo aportándole la seguridad emocional y las herramientas para que él solo pueda gestionar todos los inconvenientes que la alergia comporta y que no se limitan a qué puedo o qué no puedo comer, sino que incluyen las relaciones sociales y, más aún, las relaciones personales. No debe ser nada fácil. Precisamente en esta etapa de la vida es cuando se está formando el carácter del joven, y lo más habitual es que aparezcan problemas de comunicación. No os podemos dar muchos consejos porque acabamos de iniciar este período; simplemente os diremos cuáles son nuestras intenciones.

1. Primeras salidas a comer con los amigos

Normalmente, en estas edades los sitios elegidos son de «comida rápida» (McDonald's, Burger King...), ya que aún no son unos grandes *gourmets* y también, evidentemente, por el precio. Pau, de entrada, intenta llevárselos a su terreno y convencerles de ir a un Pans & Company, ya que en esta cadena de bocadillos de tipo mediterráneo tiene más opciones, como por ejemplo un bocadillo de jamón serrano o de atún y unas patatas fritas, y con esto ya puede llenar un rato de risas. Solo tiene que utilizar la técnica rápida para avisar de sus alergias, «la técnica del queso» patentada por nuestra familia, muy útil en bares y *fast foods* y ya mencionada en el capítulo de los restaurantes. Consiste en decirle al camarero solo una alergia y resumida: decir que eres alérgico al queso es muy útil para los APLV (si habéis leído el libro desde el principio ya sabéis qué significan estas siglas, ¿verdad? Bueno, para quienes no lo hayáis hecho..., significa alérgico a la proteína de la leche de vaca). Es útil porque rápidamente se entiende el peligro, y en un sitio donde se hacen bocadillos el queso está por todas partes. De este modo, el tanto por ciento de vigilancia es bastante elevado, y al lavar los utensilios, sin saberlo, eliminan también otros residuos. Aun así, siempre da un pequeño primer mordisco y espera unos minutos para comprobar que no hay sorpresas desagradables. Si sus amigos no quieren, tiene dos opciones: llevarse el bocadillo de casa, o pasarse antes por el Pans, comprarse el almuerzo y llevárselo allá donde sea (a él, como alérgico que es, nadie debería decirle que no puede llevar comida de fuera). La cuestión es no dejar de estar con los amigos por culpa de su problemática.

Hace unos días fui con unos amigos a un lugar llamado Nostrum, una especie de restaurante rápido donde tienen comida preparada; pues bien, me prohibieron la entrada porque no había comprado nada y ¡traía la comida de casa!

La poca sensibilidad de los trabajadores de este local y la poca cultura alérgica de nuestro país hizo que no le creyeran. Otro ejemplo de lo que llevamos hablando hace ya varios capítulos.

2. Tabaco, alcohol, drogas

En este sentido, ya hace tiempo que hemos puesto en marcha un discurso preventivo. Siempre le decimos que la primera parte de este discurso se la diríamos igualmente fuese o no alérgico, pero que la segunda parte es exclusiva para él y para todos aquellos que sean como él.

· Fumar

La primera parte, lógicamente, es contarle lo perjudicial que resulta para la salud, aunque las repercusiones no aparezcan de forma inmediata, sino con el paso de los años, hecho que dificulta que los jóvenes y no tan jóvenes lo admitan. Fumar puede provocar enfermedades respiratorias, cardiovasculares y digestivas, y predispone a desarrollar cánceres de pulmón, boca, laringe, esófago y vejiga. También puede aumentar la producción de colesterol y favorecer la aparición de arteriosclerosis y arterias rígidas y obstruidas, que pueden provocar un ataque cardíaco o un ictus. El peligro de aborto también es mayor en las fumadoras. Además, una de las sustancias del tabaco, la nicotina, es adictiva, y dejar de consumirla produce síndrome de abstinencia (irritabilidad, insomnio, trastornos gastrointestinales, somnolencia, dolor de cabeza, hambre o dificultades de concentración). Es por eso que cuesta tanto dejar de fumar, y el motivo por el cual el tabaco está considerado como una droga más.

Pero el tabaco no solo lleva nicotina: el humo contiene hasta cuatro mil sustancias químicas, algunas tóxicas, como el monóxido de carbono, el metano o el butano, y otras directamente venenosas, como el arsénico o el cianuro. Y es aquí cuando entramos en la segunda parte, la exclusiva para los alérgicos: con cuatro mil sustancias diferentes, ¿quién les puede asegurar que no son alérgicos a alguna de ellas? Y este peligro no es a largo plazo, puede ser inmediato...

· Drogas

La primera parte va por el mismo camino que la del tabaco: los perjuicios físicos y psíquicos de las drogas. Todo puede empezar fumando un «inofensivo» porro, de forma que juntamos los riesgos del tabaco con los riesgos del cannabis. Bronquitis y con el paso del tiempo cáncer de pulmón son dos de las enfermedades que puede provocar su consumo. Además, en personas genéticamente predispuestas puede despertar trastornos psíquicos como la esquizofrenia. Y por supuesto, como todas las drogas, el cannabis es adictivo, es decir, no solo no puedes dejar de consumir, sino que cada vez tienes que tomar más cantidad para experimentar los mismos efectos. Cocaína, heroína o las pastillas conocidas como «drogas de diseño» forman parte de este grupo letal.

La cocaína («coca») se extrae de las hojas de un arbusto que crece principalmente en Perú y se distribuye como un polvo blanco compuesto de clorhidrato de cocaína. Es responsable de algunas hemorragias cerebrales o paros cardíacos en personas jóvenes, y a la larga puede provocar crisis de ansiedad o psicosis.

La heroína se extrae del opio, crea una fuerte adicción en poco tiempo y su síndrome de abstinencia es brutal. El consumo continuo de heroína provoca adelgazamiento, estreñimiento, caries, anemia, insomnio, pérdida de la menstruación en las chicas, inhibición del deseo sexual, cuadros de ansiedad o depresión y pérdida de memoria. Si se comparten las jeringuillas se incrementa el riesgo de contraer el sida o la hepatitis.

Las pastillas y drogas de diseño son sustancias sintetizadas en laboratorios clandestinos, sin seguir ninguna normativa y sin ningún control sobre su composición. Por lo tanto, nunca puedes saber a ciencia cierta de qué están hechas, y aún menos qué efectos pueden causar. Además, una pastilla aparentemente idéntica a otra puede contener sustancias o concentraciones distintas. Son responsables de muertes por golpes de calor, aunque se beba agua a menudo. Además, también predisponen a sufrir crisis de angustia, depresiones y paranoias.

Terminada esta primera parte, que por sí misma debería bastar para tomar la decisión de no probarlas nunca, debemos ser conscientes de que el ser humano en general, y el adolescente en concreto, es infinitamente curioso, y esto le lleva a numerosas situaciones de riesgo. Y por lo que se refiere a nuestros hijos alérgicos alimentarios, debemos añadir la segunda parte. En el caso del cannabis, a parte de que podrían ser alérgicos a la misma planta, para hacer un *porro*, la *maría* o el *chocolate* (todos derivados del cannabis) se mezclan con tabaco, con las cuatro mil sustancias desconocidas que ya hemos mencionado anteriormente, o se utiliza para elaborar pasteles y galletas, de los cuales a estas alturas ya conocemos todos los peligros que pueden comportarles. Respecto a la cocaína, es una de las drogas que más a menudo es adulterada: con polvos blancos de talco, laxantes, analgésicos para los dientes, etc. Casi no sería necesario hablar del daño que pueden causar estas sustancias en cualquier organismo, pero ¿y a nuestros hijos? ¿Son alérgicos a estos productos? En el test de Prick no figura el polvo de talco, por ejemplo, como alimento alérgeno... Y si hablamos de las pastillas, ya no sabemos ni de qué están compuestas; ¿cómo saber si eres alérgico a ellas? Si para cualquier adolescente las drogas suponen un riesgo altísimo, incluso de muerte, no hace falta decir que para ellos lo son aún más.

· Alcohol

La primera parte es exactamente igual porque el alcohol es una droga más. Y como todas ellas, cuanto más joven se empieza más aumenta el riesgo de caer en la adicción. Y el alcohol puede resultar altamente adictivo, con el agravante de que es legal y que está socialmente aceptado. Pero quizá estéis pensando que la segunda parte no tiene problemas, porque precisamente por el hecho de ser legal podemos conocer sus ingredientes. Sabemos, por ejemplo, que la cerveza se realiza con el malteado de cereales como la cebada, el trigo o la avena, y por tanto, como contiene gluten, no es apta para los alérgicos al trigo o a los intolerantes al gluten. Pero ¿y los otros componentes? La cerveza, además, lleva tiramina e histamina. ¿Añadimos más histamina a nuestros hijos alérgicos?

¿Y los aditivos? A los vinos, por ejemplo, se les añaden sulfitos, incluidos los considerados ecológicos, para evitar procesos de oxidación no deseados. Estos eliminan las levaduras no previstas, controlan la fermentación e inhiben las bacterias y el moho, por sus cualidades antimicrobianas y antioxidantes. Pues bien, muchas personas son alérgicas a ellos. El vino no está obligado a desglosar sus ingredientes en la etiqueta pero sí debe especificar, por ley, si lleva sustancias declaradas alérgenas. Pero hay un problema: la ley que obliga a declarar los sulfitos es de 2004 y la que obliga a declarar la leche y el huevo es de 2012. Los vinos anteriores a estos años ¡no lo indican!

Bien, pues suponiendo que, a pesar de todo, beba alcohol (esperemos que no, o al menos que lo haga lo más tarde posible), le aconsejaremos que haga lo mismo que con el resto de bebidas en los bares: pedir que le llenen el vaso delante de él, para que así pueda comprobar qué es lo que le sirven. Al menos de este modo evitará confusiones peligrosas. De hecho, y hablando un poco en broma, para él el *botellón* traído de casa sería lo más aconsejable…

· Sexo

Un día u otro termina llegando este tema, es ley de vida. Nosotros hemos intentado ser abiertos y hablar de sexo con confianza, a pesar de que en la adolescencia hay cierto pudor de hablarlo con los padres. Bien, quizá no siempre…

 ¡Hay que hacer pruebas con los preservativos!

¿Pruebas? Pues sí, ¡ya que podría ser alérgico al látex! Llegamos hasta aquí porque un día que hablábamos del tema le explicamos los dos motivos básicos por lo que debía utilizarlos: las enfermedades de transmisión sexual, como por ejemplo el sida, y los embarazos no deseados.

No sufras, Pau, que hay preservativos que no son de látex. Se llaman hipoalergénicos.

El látex, conocido también como caucho o goma, es otro alérgeno que afecta al 1 por ciento de la población en general, y entre un 2 y un 17 por ciento del personal sanitario o de los trabajadores de la industria del látex. Puede ser natural o sintético, y es precisamente el natural el que produce la alergia, el que se extrae de la sabia del árbol del caucho. Hay estudios que relacionan la alergia al látex con la alergia a frutas como el kiwi, el plátano, el aguacate y los frutos secos, debido a la similitud entre las proteínas de estas frutas y las del caucho. De todos modos, creo que si Pau lo fuera ya lo sabríamos, ya que el látex está presente en más de cuarenta mil productos (tetinas de biberón, juguetes de goma, pelotas, envases de alimentos, cortinas de ducha, gomas de borrar, manillares de bicicleta, etcétera).

 Las chicas también pueden tener algún percance con ciertos métodos anticonceptivos, además de los condones, ya que los diafragmas son de látex...

Y no hemos terminado. Hay otro posible alérgeno: ¡el semen!
Realmente hay un porcentaje muy pequeño de personas afectadas, pero ¡existen! También es posible que muchas mujeres tengan molestias pero que no lo asocien y que crean que se trata de alguna irritación. De hecho, la alergia la produce una proteína prostática que se halla concretamente en el líquido seminal.

Dicho así, de una tirada, asusta un poco. Pero todos hemos pasado por la adolescencia, y tampoco hay que hacer un drama de ello. Lo único que podemos hacer es ayudarles a madurar y, en nuestro caso, enseñarle a cocinar, ¡lo necesitará!

24
¿Podremos vivir tranquilos?

Es la pregunta que nos hacemos todos los padres de niños alérgicos, y la respuesta no es fácil. Tras tantos años luchando para que tu pequeño salga adelante ya has pasado por varios estados:

- El estado de sorpresa: ¿alérgico?
- El estado de desánimo: ¡pero si no puede comer nada!
- El estado de pánico: ¡hay que ir a urgencias!
- El estado de investigador: leyendo con lupa las etiquetas de los productos en los supermercados y consultando en los libros o en internet todas tus dudas.
- El estado de tristeza: cuando algún amigo o familiar no invita a tu hijo por miedo a las alergias.
- El estado de conferenciante: explicar una y otra vez a todo el mundo qué es la alergia.
- El estado de rabia: cuando alguien se lo toma a la ligera.
- El estado del «quizá lo superará»: y te pones la edad de cinco años como meta.
- El estado de concursante de *MasterChef*: experimentando con la cocina «sin» y obteniendo resultados desiguales según los ingredientes.

Y finalmente:
· El estado de «lo tengo todo controlado»: este estado llega
  con los años y dura un tiempo, pero un día te das cuenta
  que no es verdad y que no te queda otra que afrontar la realidad. Ni lo controlas, ni se cura.

¿Y entonces? Pues nos toca asumirlo, sobreponernos e intentar vivir tranquilos. No hay que hacerse las víctimas, sino to-
márnoslo como un reto, armarnos de valor y no dejar que el
miedo nos obsesione. Crear un entorno seguro pero hacer vida
normal. Convertirnos en expertos en alergias alimentarias y
practicar la pedagogía en nuestro entorno. Transformar la ad-
versidad en algo positivo y aprovechar las limitaciones alimentarias para llevar un régimen saludable basado en la dieta mediterránea y expulsar de nuestros menús la comida basura,
decisión que nos evitará enfermedades. Y todo esto lo haremos
gracias a las alergias a los alimentos, ya que estas nos obligan,
nos apetezca o no, a ser más estrictos. Sin embargo, esta parte
no es un impedimento: es una oportunidad para hacerlo bien.
Como también se trata de una gran ocasión para educar a
nuestros hijos a superar los obstáculos que se encontrarán en la
vida y enseñarles a hacerles frente de manera constructiva. La
felicidad no es una lotería, es la capacidad de transformar en
positivo todos los retos que se nos presentan, y para conseguirlo
hay que tener una buena dosis de optimismo y aceptarnos tal
como somos. Es necesario que se lo contemos a nuestros hijos,
alérgicos o no.

  ¡Mucha suerte!

Agradecimientos

Gracias a Joan, mi marido, por creer siempre en mí y por atreverse a cocinar platos y pasteles sin alérgenos pensando solo en que nuestro hijo pudiera comer. Por cierto, ¡buenísimos! Gracias a Mercè, mi hermana, por su apoyo incondicional, haga lo que haga, cuando sea, donde sea, como sea y con quien sea. Gracias a mi madre por traspasarme su sentido práctico de la vida y a mi padre por regalarme su sensibilidad: ahora me he dado cuenta de que él también lo era, alérgico. Gracias al doctor Pedemonte por todos estos años de consultas y por su desinteresada supervisión y presentación, y gracias a Gemma y Anna por sus fantásticas ilustraciones. Gracias a Pau y a Joana por enseñarme que no se es más sabio por tener más años. Gracias a Margarita, a Pepe, a Lalito, a Javier, a Vivi y a Mitona por su apoyo logístico, gracias a las cocineras de la escuela por alimentar a Pau, a pesar de las alergias, y gracias a las mamis que se ofrecieron a celebrar cumpleaños aptos para mi hijo: es un privilegio tenerlas como amigas. Gracias a Mercè Vallejo, gran amiga y escritora, por sus sabios consejos sobre escritura y gracias a Rosa, mi editora, por brindarme esta oportunidad. No imaginaba que lo iba a pasar tan bien, escribiendo sentada en la mesa de un café, en el ordenador o en un papel cualquiera, mientras esperaba que Pau terminara sus clases de música. Ha sido un placer que me gustaría volver a repetir. Gracias a todos y gracias también a vosotros que habéis leído el libro, espero que os sirva de ayuda: por lo menos, para saber que no estáis solos.

Fuentes

Agència Catalana del Consum

Alergia a alimentos, y ahora qué (Libro de AEPNAA - Instituto Tomás Pascual)

Asociación Española de Alérgicos a Alimentos y Látex - AEDAAL

Asociación Española de Padres Niños Alérgicos a Alimentos - AEPNAA

Associació d'Al·lèrgics Alimentaris i al Làtex de Catalunya - Immunitas Vera

Associació Celíacs de Catalunya

Asociación Vasca de Alergias Alimentarias - Elikalte

Biosfera.cat

Cinemed (http://sus-cinemed.blogspot.com.es)

CnnExpansión.com

Consumer.es

Coordinadora d'Usuaris de la Sanitat, Salut, Consum i Alimentació

Cuina.cat (consulta «Menja sa»)

Departament d'Ensenyament

Dmedicina.com (El Mundo)

Federación de Asociaciones de Celíacos de España - FACE

Fundació Roger Torner

KidsHealth. The Nemours Center for Children's Health Media

Madrimasd.org

News Rutgers. The State University of New Jersey

No sin mi alergia (http://nosinmialergia.blogspot.com.es)

Proyecto Cesa

Ser Padres.com

Sociedad Española de Alergología e Inmunología Clínica - SEAIC

Sociedad Española de Inmunología Clínica, Alergología y Asma Pediátrica - SEICAP

Societat Catalana d'Al·lèrgia i Immunología Clínica - SCAIC

Todoalergias.com

U.S. National Library of Medicine

Unidad de Alergia Infantil del Hospital de la Fe de Valencia

Xarxa Telemàtica Educativa de Catalunya